8

ASSOCIATION CORPORATIVE

DES

ÉTUDIANTS EN MÉDECINE

DE MARSEILLE

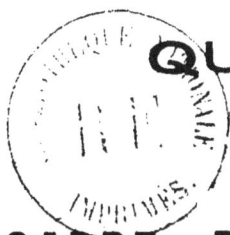

QUESTIONS

DE

GARDE D'ACCOUCHEMENTS

RÉDIGÉES PAR

FRANK ESCANDE

Interne des Hôpitaux

MARSEILLE

IMPRIMERIE LITHOGRAPHIQUE ET TYPOGRAPHIQUE

JULES VIN

10, Rue Pavé-d'Amour — Rue St-Savournin, 52

1912

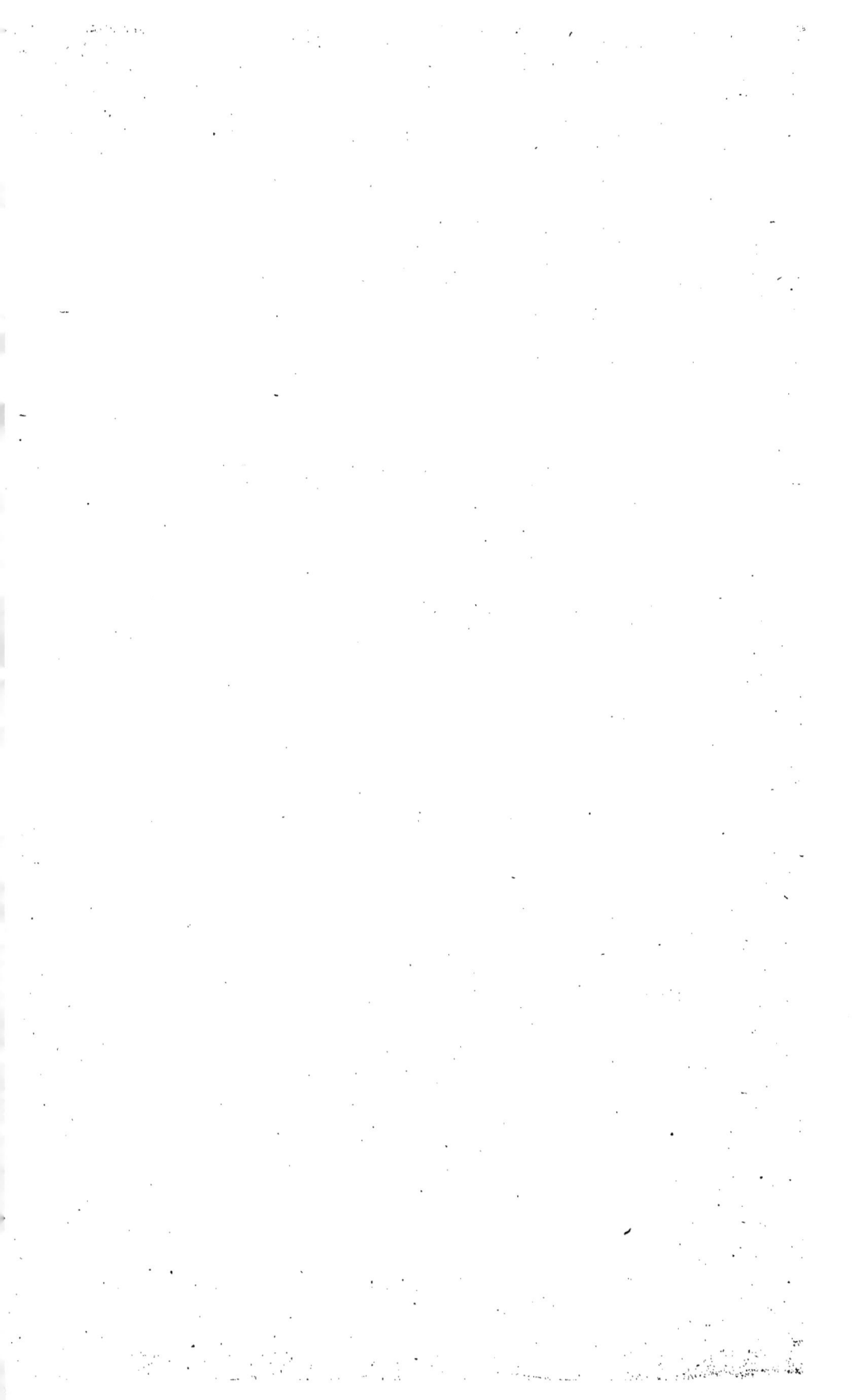

ASSOCIATION CORPORATIVE

DES

ÉTUDIANTS EN MÉDECINE

DE MARSEILLE

QUESTIONS

DE

GARDE D'ACCOUCHEMENTS

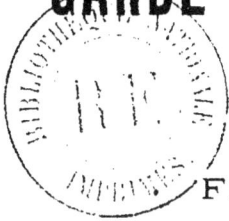

RÉDIGÉES PAR

FRANK ESCANDE

Interne des Hôpitaux

MARSEILLE

IMPRIMERIE LITHOGRAPHIQUE ET TYPOGRAPHIQUE

JULES VIN

10, Rue Pavé-d'Amour — Rue St-Savournin; 52

1912

PREMIÈRE PARTIE

LA FEMME ENCEINTE

I
Diagnostic de la Grossesse

Pendant la première moitié, jusqu'à 4 mois 1/2

Il n'y a pas de signes de certitude absolue ; mais on peut avoir des signes de présomption suffisants pour admettre que la femme est enceinte et la traiter comme telle.

A. INTERROGATOIRE..
- Suppression des règles ;
- Phénomènes sympathiques : modification du caractère, de l'appétit, vomissements, etc.

B. INSPECTION......
- Facies... | Masque de la grossesse.
- Seins...
  - Augmentation de volume, colostrum ;
  - Dilatations veineuses ;
  - Hyperpigmentation de l'aréole primitive ;
  - Aréole secondaire ;
  - Tubercules de Montgoméry.
- Ventre..
  - Augmentation sous-ombilicale ;
  - Ligne brune ombilico-pubienne.
- Organes génitaux.
  - Grandes lèvres pigmentées ;
  - Face interne des cuisses pigmentée ;
  - Vulve violacée ;
  - Col utérin violacé.

C. PALPATION DE L'ABDOMEN......
- Tumeur lisse hypogastrique ;
- Résistance molle ;
- Contractions indolores.

D. TOUCHER VAGINAL.
- Vagin ramolli, pulsatile ;
- Ramollissement du col ;
- Tumeur utérine en antéversion ;
- Ballottement vaginal.

E. PALPER BIMANUEL.
- *C'est le vrai moyen de diagnostic :* Permet d'apprécier l'existence, le volume, la forme, les caractères de la tumeur utérine.

F. TOUCHER RECTAL...
- Peut être utile dans les cas de rétroversion.

G. TOUCHER INTRA-UTÉRIN.........
- (Après dilatation), dans les cas exceptionnels où une intervention paraît indispensable.

II

Diagnostic de la Grossesse

Pendant la deuxième moitié, à partir de 4 mois 1/2

La plupart des signes constatés dans la première moitié de la grossesse persistent ou s'accentuent ; mais, de plus on a des signes de certitude.

1° Signes de probabilité :

A. INTERROGATOIRE..
- Suppression des règles ;
- Mouvements actifs du fœtus ;
- A la fin, phénomènes de compression pelvienne.

B. INSPECTION......
- Facies.
- Seins.
- Ventre..
  - Ligne brune ;
  - Vergetures ;
  - Tumeur abdominale ;
  - Effacement de l'ombilic ;
  - (Œdème de la paroi).
- Organes génitaux.
- Membres inférieurs : œdèmes, varices
- Démarche : attitude cambrée.

C. PALPATION.......
- Tumeur abdominale ;
- Perception du ballottement abdominal.

D. TOUCHER VAGINAL.
- Vagin chaud, pulsatile ;
- Leucorrhée ;
- Ramollissement du col.

2° Signes de certitude :

A LA PALPATION....
- Perception des diverses parties fœtales ;
- Perception des mouvements actifs du fœtus.

A L'AUSCULTATION..
- Perception des bruits du cœur fœtal (140 pulsations).
- (Perception du souffle utérin).

AU TOUCHER......
- Perception des membranes ;
- Perception d'un pôle fœtal (surtout s'il est engagé).

N.-B. — *En cas de mort du fœtus, les mouvements actifs et les battements du cœur n'existent plus*

III

Diagnostic de l'Age de la Grossesse

1º Date du coït fécondant.

Ce renseignement ne peut être donné que lorsque, après les dernières règles, il n'y a eu qu'un rapport sexuel.

2º Date de la dernière menstruation.

On ajoute dix jours et neuf mois à la date du dernier jour des dernières règles, pour avoir la date du terme.

3º Date de la première perception des mouvements actifs du fœtus.

On admet qu'ils apparaissent à quatre mois et demi, mais on ne peut guère se fier aux affirmations des femmes à ce sujet.

4º Examen de la hauteur de l'utérus.

Approximativement :

A trois mois, le fond de l'utérus déborde le pubis de deux travers de doigt ;

A quatre mois, le fond de l'utérus déborde le pubis de quatre travers de doigts ;

A quatre mois et demi, le fond de l'utérus atteint l'ombilic. Milieu de la grossesse : milieu du ventre.

A cinq mois, un travers de doigt au-dessus de l'ombilic ;

A six mois, deux travers de doigt au-dessus de l'ombilic ;

A sept mois, trois travers de doigt au-dessus de l'ombilic ;

A huit mois, quatre travers de doigt au-dessus de l'ombilic.

Pendant le dernier mois, le fond de l'utérus s'élève d'un travers de doigt par semaine.

A terme, du pubis au fond de l'utérus, il y a trente-trois centimètres.

5º Date de l'engagement de la tête fœtale dans le bassin maternel.

L'engagement se produit pendant le septième mois chez les primipares ; quelques jours avant l'accouchement chez les multipares.

IV

Conduite à tenir pendant la Grossesse

1o Interroger et examiner la femme.

Est-elle enceinte ?
Primigeste ou multigeste ?
Quel est l'âge de la grossesse ?
Est-elle intra ou extra-utérine ?
Est-elle simple ou multiple ?
L'enfant vit-il ?
Comment se présente-t-il ?

L'examen local décèle-t-il une cause \ osseuse
      dystocie   / ou des parties molles?

L'examen général décèle-t-il une cause de (tuberculose,
      dystocie   / cardiopathie

Y a-t-il des complications
  ovulaires...
   Hémorragies.
   Hydramnios.
   Albuminurie.
  maternelles
   Affection intercurrente.
   Blennorragie, syphilis.

La femme est-elle sujette aux avortements ?
Pourra-t-elle nourrir?

2o Soins hygiéniques.

Alimentation substantielle ; éviter la constipation.
Vêtements amples et chauds.
Exercices modérés.
Hydrothérapie.
Toilettes vulvaires. Injections vaginales si leucorrhée.
Lotions alcolisées du mamelon

3o Soins médicaux.

Analyser les urines \ Tous les mois au début de la grossesse.
      / Toutes les semaines à la fin.

Traiter les affections intercurrentes ou leurs complications.
Intervenir en cas de mauvaise présentation ou de dystocie.

4o A la fin de la grossesse, préparer l'accouchement.

V

Diagnostic de la Grossesse extra-utérine

Premier Cas : La Grossesse évolue sans complication
(C'est l'exception)

A. Grossesse de moins de cinq mois.

Il n'y a pas de signe de certitude absolue ; mais on peut avoir une présomption suffisante pour justifier une intervention.

a) INTERROGATOIRE.. —
Suppression des règles ; n'est pas absolue (petites pertes plus ou moins régulières).
Phénomènes sympathiques.
Douleurs abdomino-pelviennes (prédominent d'un côté).
Signes de compression pelvienne (vessie, rectum).

b) PALPER BIMANUEL.
Deux tumeurs accolées.
Utérus.. (Col légèrement ramolli ; Corps, augmenté de volume, refoulé en avant et latéralement.
Tumeur adjacente : sac fœtal.
Envahit le cul-de-sac latéral et le Douglas.
Rénitence ; pouls vaginal.

B. Grossesse de plus de cinq mois.

a) INTERROGATOIRE.. —
Mêmes signes, plus sensation des mouvements actifs.

b) PALPER ABDOMINAL.
Tumeur irrégulière, immobilisée à la paroi, consistante, ne se modifie pas pendant l'examen, on sent les parties fœtales, souvent superficielles, et souvent on peut en reconnaître la présentation ; à côté, *on sent souvent l'utérus,* augmenté de volume ; tumeur plus petite, plus régulière et plus ferme ; contractions.

c) AUSCULTATION....
Souffle maternel et battements du cœur fœtal.

d) PALPER BIMANUEL.
{
Permet souvent de délimiter les deux
tumeurs.

Utérus.. {
Col ramolli, refoulé en avant ;
Corps hypertrophié, refoulé en avant et sur le côté.

Kyste fœtal {
Plonge en général dans l'excavation ;
Perception de la partie fœtale qui se présente.
}

C. Evolution.

Lorsque le cinquième mois a été atteint sans complications, il y a des chances pour que la rupture ne se produise pas (grossesse péritonéale, ou grossesse du ligament large).

A un moment, le *fœtus succombe ; alors, faux travail :* douleurs intermittentes, écoulement de sang et de débris de caduque par le vagin. Les phénomènes sympathiques régressent, l'abdomen diminue de volume, les règles se rétablissent. Exceptionnellement, rétention aseptique.

VI

Diagnostic de la Grossesse extra-utérine

Deuxième Cas : Il y a des complications (C'est la règle)

A. Hémorragies intra-péritonéales.

Cause, rupture du kyste fœtal, ou avortement tubaire.
Deux formes cliniques.

a) INONDATION PÉRITONÉALE : hémorragie brusque et abondante.

Douleur violente abdomino-pelvienne ;

Nausées, vomissements, état syncopal, pâleur, facies grippé, pouls filiforme — pas de fièvre — la mort peut survenir en quelques heures ; ou bien accalmie trompeuse et hémorragie les jours suivants.

b) HÉMATOCÈLE ENKYSTÉE : hémorragie moins abondante ou en plusieurs temps.

Début {
Même début cataclysmique, quoique moins grave ;
Signes de compression pelvienne (vessie, rectum) ;
Ecoulement de sang et de débris de caduque par le vagin.

Etat.. {
Au bout de vingt-quatre heures les caillots se forment ;
Palper bimanuel : tumeur abdomino-pelvienne (rétro-utérine) ;
Les jours suivants, la tumeur durcit ;
Fièvre produite par la résorption du sang épanché.

Terminaison.
- Résorption, vers la guérison ;
- Récidives successives, vers l'anémie ou la mort;
- Suppuration :
  - Ouverture dans le rectum ou le vagin ;
  - Infection chronique ;
- Signes locaux et généraux
  - Péritonite.

c) HÉMATOCÈLE EXTRA-PÉRITONÉALE (très rare); dans le ligament large, beaucoup moins grave.

B. **Infection du kyste fœtal** (microbes intestinaux).

(très fréquente dans la rétention du fœtus)

Phénomènes locaux et généraux ;

Péritonite ;

Fistulisation et évacuation interminables......................
- Paroi abdominale ;
- Intestin ;
- Vagin ;
- Vessie.

VII
Traitement de la Grossesse extra-utérine

A. **Grossesse de moins de cinq mois sans complications.**

Doit être considérée comme une *tumeur maligne ; danger de mort pour le fœtus et pour la mère :*

Intervention chirurgicale s'impose immédiatement ;

Laparotomie ; extirpation du kyste fœtal, suivie parfois d'hystérectomie.

B. **Hématosalpinx.**

Laparotomie ; extirpation du kyste hématique.

C. **Hématocèle enkystée.**

a) Dans les cas rares où *hématocèle petite en régression,* attendre la résolution spontanée.

b) Hématocèle suppurée ou poche ancienne bombant dans le Douglas..................
- *Incision vaginale ;*
- Ouverture et nettoyage de la poche ;
- Drainage.

c) Hématocèle en voie d'accroissement ou tumeur haut située...........
- *Laparotomie ;*
- Ouverture et nettoyage de la poche ;
- Extirpation des annexes malades ;
- Parfois hystérectomie.

D. **Inondation péritonéale.**

Laparotomie immédiate ;

Lier et extirper la trompe qui saigne ;

Toilette sommaire du péritoine ;

Drainer le Douglas.

E. **Grossesse de plus de cinq mois, avec fœtus vivant.**

Les accidents sont rares après le cinquième mois. Chercher à avoir un enfant vivant.

Mettre la femme au repos absolu et la surveiller attentivement.

Opérer au début du \
neuvième mois /

> Laparotomie ; incision du kyste ;
> Extraction de l'enfant ;
> Extraction du *placenta* et ablation du kyste, ou le laisser en place et marsupialiser.

Si avant le neuvième mois, rupture ou infection : laparotomie immédiate.

F. **Grossesse de plus de cinq mois avec fœtus mort.**

Intervenir, pour éviter les complications septiques ;
Attendre un mois : régression des vaisseaux.

Ablation du kyste.

Si, après rétention prolongée d'un fœtus mort, *fistules* par lesquelles le fœtus s'élimine par fragments ;

Ouverture abdominale ou vaginale : agrandissement de l'orifice.

Ouverture intestinale \
ou vésicale /

> Laparotomie ;
> Extraction du kyste ;
> Oblitérer la fistule.

VIII

Vomissements incoercibles de la Grossesse

1º **S'assurer que la femme est enceinte.**

2º **S'assurer que les vomissements ne relèvent que de la gravidité.**

(Éliminer les affections gastro-intestinales, péritonéales, la tuberculose, les néphrites, les maladies nerveuses, l'hystérie, etc.)

3º **Tenter d'abord un traitement médical simple.**

RÉGIME..

> Aliments les mieux tolérés ; de préférence froids ;
> Aliments peu toxiques : régime lacto végétarien ;
> puis si aucune amélioration ne se produit, lait glacé, coupé d'eau minérale, par petite quantité toutes les heures.

HYGIÈNE.

> Grand lavage d'intestins journalier.
> Repos absolu du corps et de l'esprit.
> Changement d'air ; isolement à la campagne.

MÉDICAMENTS ANTIÉMÉTIQUES
- Potion de Rivière ;
- Champagne glacé.
  (Potion à prendre en vingt-quatre heures)

Chlorhydrate de cocaïne 0 gr. 10 ;
Menthol 0 gr. 10 ;
Alcool de mélisse 10 gr.;
Eau chloroformée 60 gr.

4º Dans certains cas un traitement utérin est indiqué.

Corriger la rétroflexion ou la rétroversion de l'utérus.
Cautériser les ulcérations du col.
Dilater le col et décoller le pôle inférieur de l'œuf.

5º Conduite à tenir si ces moyens échouent.

Diète hydrique, ou même *diète* absolue.

Lavements alimentaires
3 ou 4 dans les 24 h.
- Peptone liquide 30 grammes ;
- Jaune d'œuf nº 2 ;
- Laudanum VI gouttes ;
- Lait 150 grammes.

Injections sous-cutanées de *sérum artificiel*, 300 à 500 gr.
Inhalations d'*oxygène*.

RÉVULSION .
- Pulvérisations d'éther au creux épigastrique ;
- Vessie de glace sur la colonne vertébrale.

Électrisation du pneumogastrique.

6º Essayer l'opothérapie

Opothérapie *ovarienne :*
Opothérapie par le *corps jaune :*
Opothérapie *surrénale* ou *adrénaline.*
Injections de *sérum de femme enceinte.*

7º Précautions essentielles à prendre.

Noter, matin et soir, *la température et le pouls.*
Noter la quantité d'*urines* et rechercher l'albumine, l'acétone
et l'urobiline.
Peser la malade tous les jours.

8º Quand doit-on interrompre la grossesse ?

Lorsque le *pouls* se maintient au-dessus de 100 ;
Lorsque les *urines* deviennent rares et contiennent des
éléments anormaux ;
Lorsque l'*amaigrissement* quotidien est de 300 à 400 gr.

9º Que faire après avoir provoqué l'avortement ?

Alimenter progressivement la malade ;
Lui faire des injections de sérum artificiel, ou de cacody-
late de soude.

IX

Avortement provoqué

Indications.

a) Rétrécissement extrême des voies génitales.

b) Cas dans lesquels le salut de la mère nécessite l'interruption de la grossesse. (Vomissements incoercibles, affection cardiaque grave).

Précaution indispensable.

Se munir de l'avis écrit d'un médecin consultant.

Mode opératoire.

A. Procédé Lent.

Dilater le col, au moyen de bougies, puis d'un petit ballon et attendre la terminaison spontanée de l'avortement.

B. Procédé Rapide (généralement préférable).

1° *Dilatation du col :*

a) Chez une multipare..
> La malade est mise en position gynécologique ;
> Asepsie du champ opératoire ;
> Anesthésie à l'éther ;
> Passer des bougies de Hégar, jusqu'à ce qu'on puisse introduire deux doigts dans l'utérus.

b) Chez une primipare..
> Placer une tige de laminaire dans le col utérin, la laisser en place 24 heures et ne l'enlever qu'au moment de l'opération ; procéder ensuite comme pour la multipare.

2° *Extraction du fœtus :*

Placer une main sur l'abdomen, recouvert d'un champ opératoire ;

Accrocher le fœtus et l'extraire avec deux doigts ou avec une pince.

3° *Extraction du placenta :*

Avec deux doigts, ou avec une curette.

4° *Ecouvillonnage* et *injection* intra-utérine à l'eau iodée à 3 p. 1.000.

5° *Pansement aseptique* de la vulve et immobilisation de la malade.

X

Diagnostic de l'Avortement

Définition : Expulsion de l'œuf pendant les six premiers mois de la grossesse, alors qu'il n'est pas viable.

1º Dans certains cas, le diagnostic est évident.

a) Le médecin constate un œuf qui vient d'être expulsé par la femme en totalité ou en partie.

b) Le toucher ou l'examen au spéculum décèlent l'œuf dans le vagin, ou à l'orifice externe de l'utérus.

2º Dans les autres cas, résoudre les questions suivantes :

A. *La femme est-elle enceinte ? et de combien de mois ?*

B. *Est-elle menacée d'avortement ?*

Douleurs utérines intermittentes ;
Pertes sanguines, débris de caduque.

C. *L'avortement est-il inévitable ?*

a) Membranes rompues } constatation délicate.
b) Mort du fœtus }
c) Œuf distend le col de l'utérus.
d) Hémorragie abondante et lambeaux de caduque.

D. *L'avortement est-il fait ?*

La femme a perdu du sang et des caillots.
Une grande difficulté provient des affirmations mensongères.
Dans les premiers mois, l'œuf tout petit est expulsé entier avec les caillots — Dilacérer les caillots dans l'eau et rechercher l'œuf revêtu de villosités.
Plus tard, l'avortement se fait en deux temps, le fœtus sort facilement, le placenta plus péniblement.
Si le col est fermé, si les douleurs et l'hémorragie s'arrêtent, si l'utérus diminue de volume, les jours suivants, l'avortement est terminé.

E. *L'avortement est-il complet ?*

a) Dans les premiers mois, lorsque l'œuf est sorti entier, la caduque utérine peut suffire à amener des accidents de rétention.
b) Plus tard, lorsqu'il reste le placenta en totalité ou en partie : hémorragies, caillots, débris de caduque ;
persistance des douleurs utérines ;
corps utérin volumineux ;
col parfois ramoli et perméable ; parfois fermé.

F. *L'avortement est-il compliqué ?*

a) Hémorragies et anémie.

b) Infection = hyperthermie et fétidité des lochies.

G. *Quelle est la cause de l'avortement ?*

Manœuvres criminelles ;

Lésions ovulaires : placenta prœvia ;

Lésions utérines : endométrite ;

Maladies infectieuses : syphilis, variole ;

Maladies chroniques : tuberculose, albuminurie, cardiopathie ;

Intoxication ;

Prédisposition individuelle.

XI

Traitement de l'Avortement

1" Traitement prophylactique.

En présence d'une femme enceinte ayant eu un ou plusieurs
avortements, en rechercher la *cause* et la traiter (endométrite, syphilis).

En cas de *prédisposition* à l'avortement, la femme doit garder
la position horizontale ; éviter les rapports sexuels.

2ᵒ Traitement d'une menace d'avortement.

Repos absolu au lit.

Lavement évacuateur ; puis lavements laudanisés (trois ou quatre dans les 24 heures) { Laudanum, XXV gouttes ; Eau tiède, 50 grammes.

Pour agir vite, injections sous-cutanées de 0 gr. 01 de morphine.

Injections vaginales chaudes.

3ᵒ L'avortement est inévitable mais sans compli-
cation.

Repos absolu au lit ;

Lavements évacuateurs ;

Nettoyages vulvaires et injections vaginales chaudes ;

Surveiller ce qui est expulsé ;

Prendre la température, matin et soir.

4" L'avortement est compliqué de rétention.

(Rétention de la totalité de l'œuf dans le canal cervical ; ou rétention de la totalité du placenta ; ou de débris placentaires) ;

a) Les partisans de *l'expectation armée* deviennent de plus en plus rares.

b) *L'intervention immédiate* est préférable.

On peut tenter une injection intra-utérine d'eau iodée à 3 p. 1.000 à 50" ; si l'expulsion du placenta ne se produit pas, *curage ou curettage*.

5º L'avortement est compliqué d'hémorragie.

Injection intra-utérine à 50", suivie d'un tamponnement vaginal, si elle ne suffit pas. (Procédé d'attente).

L'hémorragie provient de la non vacuité de l'utérus : pratiquer *le curage ou le curettage*.

Remonter l'état général par l'alcool, les injections sous-cutanées de sérum, de caféine, d'éther.

6º L'avortement est compliqué d'infection.

Évacuer l'utérus, le plus tôt possible, par *le curage ou le curettage*.

Remonter *l'état général*.

7º Traiter la cause générale ou locale provocatrice de l'avortement.

XII

Technique du Curage ou du Curettage

POST ABORTUM

1º Soins préparatoires.

Vider la vessie et le rectum ;
Mettre la femme en position gynécologique ;
Raser la vulve ;
Aseptiser la vulve, le périnée, les cuisses ;
Injections vaginales chaudes, antiseptiques ;
Asepsie des mains de l'opérateur ;
Mettre des champs opératoires ;
Anesthésie peut être nécessaire.

2º Dilatation du col.

Dans certains cas, *le col est effacé et dilaté* et permet l'introduction de deux doigts ;

Dans d'autres cas, *le col est ouvert* et facilement dilatable
aux bougies de Hégar ;

Dans d'autres cas, *le col dans toute sa longueur est refermé ;*
il vaut mieux mettre des laminaires un ou plusieurs jours
avant d'intervenir.

3º Curage digital.

Douloureux (anesthésie) ;
Introduire la main droite bien graissée (vaseline ou savon
antiseptique), dans le vagin ;

Maintenir le fond de l'utérus, par la main gauche, qui appuie
sur la paroie abdominale recouverte d'un champ opératoire ;

L'index et le médius droits, introduits dans l'utérus, décollent
l'arrière-faix et le ramènent dans le vagin, puis à l'extérieur;

Examiner le placenta extrait ; puis explorer la cavité utérine,
pour se rendre compte s'il ne reste rien.

4º Curettage.

N'exige pas une dilatation aussi avancée ;
Plutôt indiqué dans la métrite hémorragique *post abortum*,
où il faut enlever la caduque malade ;

Se méfier des perforations.
Curetter méthodiquement les faces et les angles de l'utérus,
pour être sûr de ne rien laisser.

Exploration digitale de la cavité utérine ;

5º Soins consécutifs.

Ecouvillonnage de la cavité utérine ;
Injection intra-utérine, à l'eau iodée à 3 p. 1.000, à 50º ;
Pansement vulvaire.

6º Soins ultérieurs : les jours suivants.

Si la température dépasse 38º, ou lochies fétides : injections
intra-utérines.

XIII

Conduite à tenir dans le cas d'hémorragie au sixième mois de la grossesse

A. **Penser à deux causes principales.**

Avortement ou insertion basse du placenta.

B. **Vérifier par l'interrogatoire et l'examen.**

L'état de grossesse de la femme ;
L'âge de la grossesse.

C. **Faire le diagnostic de la cause de l'hémorragie.** { Interrogatoire. Examen au spéculum. Toucher vaginal.

a) Rupture de varices vulvo-vaginales.

b) Lésions du col utérin...... { Ulcérations métritiques. Polype. Cancer.

c) Endométrite hémorragique (hydro-hématorrhée).

d) Décollement prématuré du placenta inséré normalement (hémorragie externe peu abondante, caillots noirâtres ; signes graves d'hémorragie interne, utérus volumineux et dur).

e) Môle hydatiforme (hémorragie généralement plus précoce, utérus trop volumineux pour l'âge de la grossesse.

D. — **Traitement local.**

a) Rupture de varices vulvo-vaginales.... .... { Compression. Tamponnement vaginal. Ligature.

b) Lésions du col utérin......

c) Endométrite.............. { Repos, Injections vaginales chaudes.

d) Décollement prématuré du placenta. *(Voir 3e partie)*

e) Môle hydatiforme : Agir comme dans l'avortement inévitable.

f) Avortement : Voir X, XI, XII.

g) Insertion basse du placenta : Voir XIV.

E. **Traitement général.**

Alcool, café, sérum artificiel, toni-cardiaques, etc.

XIV

Insertion du Placenta sur le Segment inférieur

(PLACENTA PRŒVIA)

Conduite à tenir pendant la Grossesse.

A. *Penser au placenta prævia dans les cas suivants :*

Hémorragie, parfois unique, souvent répétée ;
Rupture prématurée des membranes :
Avortement ou accouchement prématuré ;
Présentation vicieuse du fœtus.

B. *Poser le diagnostic.*

Quelquefois par le palper ;
Plus souvent par le toucher.

C. *Traitement prophylactique.*

Éviter les fatigues, les voyages au début de la grossesse ;
Soigner l'utérus malade.

D. *Traitement de l'hémorragie des premiers mois.*

Repos ; injections vaginales chaudes ;
Précautions pendant le reste de la grossesse.

E. *Traitement de l'hémorragie des derniers mois.*

1° *Hémorragie peu abondante.*

Repos ; injections chaudes ;
Lavement laudanisé.

2° *Hémorragie abondante.*

a) Femme près du terme et col entr'ouvert :
Déchirer largement les membranes (après avoir corrigé
une présentation vicieuse, s'il y a lieu).

b) Si la grossesse est loin du terme :
Tenter le tamponnement vaginal, qu'on laisse en place
dix ou douze heures.

c) Si ces procédés ne sont pas suffisants, introduire un
ballon de Champetier et terminer l'accouchement le
plus vite possible, en général par la version.

d) Chez une primipare, avec un col rigide, on pourra
être amené à faire une opération césarienne.

F. *Traitement général.*

Alcool, café, sérum, toni-cardiaques.

––––––––––

XV

Signes de la Mort du Fœtus

––––––––––

1° Pendant la première moitié de la Grossesse.

(On n'avait que des signes de probabilité de grossesse).

L'*utérus*, qui s'était développé, a cessé d'augmenter de volume.

Les dimensions sont inférieures à ce qu'elles devraient être,
d'après le calcul des dernières règles.

Les *phénomènes réflexes*, et parfois l'intoxication, dûs à la
grossesse, cessent brusquement.

Apparition de la *montée laiteuse*.

2º Pendant la deuxième moitié de la Grossesse.

(Le palper et le toucher révèlent que la femme est enceinte).

Le *palper* est peu net : l'*utérus* forme une tumeur mollasse ; vérifier qu'elle se contracte.

Les *formes fœtales* sont irrégulières ; parfois crépitation osseuse.

L'*auscultation* attentive ne permet pas d'entendre les bruits du cœur fœtal.

(Causes d'erreur : Auscultation défectueuse, hydramnios, grossesse gémellaire avec un fœtus vivant et un fœtus mort).

Le ventre n'augmente pas de volume.

Les phénomènes réflexes et parfois toxiques ont cessé.

Montée laiteuse.

Disparition des mouvements actifs du fœtus

Disparition des varices.

3º Evolution.

a) *L'œuf est intact.*

L'état général est bon ;
Parfois meilleur qu'avant la mort du fœtus ;
L'expulsion se fera tôt ou tard.

b) *L'œuf est ouvert : le fœtus se putrifie in-utéro.*

Perte de liquides et de gaz fétides par le vagin.
Utérus paralysé et distendu par les gaz : tympanique.
Septicémie : frissons, fièvre, langue sèche.

XVI

Conduite à tenir dans le cas de Mort du Fœtus pendant la Grossesse

A. **Traitement prophylactique.**

Soigner la syphilis, l'albuminurie, etc.

B. **Les membranes sont intactes**

Attendre l'expulsion spontanée
Donner des injections vaginales.
Laisser la femme au repos.

C. **Les membranes sont rompues.**

Repos absolu au lit.
Injections vaginales antiseptiques.
Surveiller la température, le pouls, le caractère des pertes.

D. **Dès qu'apparaît le moindre symptôme d'infection, provoquer l'accouchement.**

Dilatation du col.
Ballon de Champetier.
Extraction du fœtus, sans crainte de le mutiler, sans jamais infliger à la mère une intervention sérieuse.

E. **Après l'accouchement.**

Injections intra-utérines de plusieurs litres d'eau iodée à 3 p. 1000, à 50º.

XVII
Diagnostic de l'Éclampsie

1o Il s'agit d'une femme enceinte.

Généralement à la fin de la grossesse.

2o Symptômes prémonitoires.

Œdèmes, hypertension artérielle, céphalalgie sus-orbitaire, phénomènes dyspnéiques, accès de confusion mentale, myosis, troubles visuels, douleur épigastrique, *albuminurie.*

3o L'accès éclamptique.

a) Mouvements convulsifs de la face : une demi-minute.

b) Convulsions toniques : une demi-minute.

c) Convulsions cloniques : 1 à 5 minutes.

d) Coma : durée variable.

4o Evolution.

Tantôt la malade se réveille et reste hébétée :
Tantôt elle est prise d'un nouvel accès dès son réveil.
Les crises se reproduisent en général assez fréquentes.

Elles cèdent { Soit au traitement.
{ Soit à la mort du fœtus.
{ Soit à l'expulsion du fœtus.

Elles peuvent déterminer *la mort.*

5o Diagnostic différentiel.

L'accès éclamptique doit être distingué de :

Epilepsie.
Hystérie.
Saturnisme.
Absinthisme.
Epilepsie jacksonnienne.

Le coma éclamptique doit être distingué de :

Coma épileptique, coma hystérique, coma de l'encéphalopathie saturnine, coma alcoolique, coma des lésions cérébrales, coma diabétique, coma des intoxications et infections graves, commotion cérébrale, syncope, etc.

XVIII

Traitement de l'Éclampsie
pendant la Grossesse

A. Traitement prophylactique.

Quand une femme enceinte est albuminurique, la laisser au *régime lacté* absolu, tant que persiste l'albumine (en cas d'intolérance gastrique, lait écrémé, lait additionné d'eau ; parfois diète hydrique).
Veiller à l'évacuation journalière de l'intestin.

B. Traitement médical.

1° *Pendant l'accès.*

Maintenir la malade, l'empêcher de se blesser.
Immobiliser la langue par une serviette.
Si la convulsion persiste trop : inhalations de *chloroforme*.

2° *Dans l'intervalle des accès.*

a) Désintoxiquer l'organisme
- Lavage d'estomac ;
- Grands lavages d'intestins.
- Saignée d'au moins 500 grammes, si oligurie et hypertension.

b) Calmer l'excitation nerveuse
- Lavement
  - Chloral, 4 grammes.
  - Jaune d'œuf n° 1.
  - Lait, 120 grammes.
  - (Trois ou quatre dans les 24 heures)
- Ponction lombaire.

c) Relever l'état général
- Bain prolongé à 37°.
- Inhalations d'oxygène.
- Injections sous-cutanées d'eau glucosée à 47 gr. p. 1000.

C. Traitement chirurgical.

(Néphrotomie ; Décapsulation du rein).

D. **Traitement obstétrical.**

Si le traitement médical n'est pas efficace, il faut *interrompre la grossesse par un accouchement rapide.*

a) **Le canal cervico-segmentaire est souple.**

Anesthésier la femme et tenter la dilatation manuelle ;
Si on échoue, placer un ballon de Champetier ;
Extraire le fœtus par forceps ou par version.
Si la dilatation ne se fait pas et les accès augmentent : section césarienne vaginale.

b) **Le canal cervico-segmentaire est rigide.**

Césarienne vaginale ou abdominale.

c) **Quand l'enfant a succombé.**

Il est rarement nécessaire de provoquer l'accouchement ;
Pas d'intervention sanglante ; embryotomie au besoin.

XIX

Diagnostic de la Présentation du Sommet

C'est de beaucoup la plus fréquente.
Nous sommes A LA FIN DE LA GROSSESSE, au moment où la présentation est à peu près invariable.

Interrogatoire.

Peut indiquer qu'il y a *engagement* : amélioration de la dyspnée, signes de compression pelvienne.
Lorsqu'une partie fœtale est engagée pendant la grossesse, c'est presque toujours un sommet.

Inspection.

Le grand axe de l'utérus est *longitudinal.*

Palper.

a) Plonger les mains dans l'excavation :

1º *Elle est remplie,* c'est la tête probablement ;

2º *Elle est vide,* au-dessus du détroit supérieur, tumeur volumineuse, arrondie, régulière, ballotte.

Quand la tête est fléchie, le front est plus accessible.

b) A la partie supérieure de l'utérus ;

Pôle pelvien, plus volumineux, plus irrégulier, ballotte moins, accompagné de petites parties.

c) Plan résistant relie les deux pôles :

Le dos, séparé de la tête, par le sillon de la nuque.

d) Du côté opposé au dos : petits membres mobiles.

Auscultation.

Foyer maximum au voisinage de l'épaule gauche.

Quand la tête est engagée, foyer entre l'ombilic et l'épine iliaque antéro supérieure.

Toucher.

1º *La tête n'est pas engagée :*

Abaisser le fond de l'utérus avec la main abdominale ; l'index et le médius, dans le vagin, perçoivent une tumeur dure, régulière, ballotante.

2º *La tête est engagée :*

Les doigts reconnaissent mieux encore les caractères de la tête et peuvent sentir sutures et fontanelles, au travers du segment inférieur aminci, ou mieux à travers un col déhiscent.

Faire le diagnostic de la position et de la variété de position.

XX

Diagnostic de la Présentation du Siège à la Fin de la Grossesse

Interrogatoire.

En général pas d'engagement : Compression thoracique.

Inspection.

Présentation longitudinale.

Palper.

Généralement l'excavation est vide.

a) L'EXTRÉMITÉ PELVIENNE est au-dessus du détroit supérieur, volumineuse, irrégulière, moins résistante, accompagnée de petites parties.

b) Au fond de l'utérus, EXTRÉMITÉ CÉPHALIQUE ballottant, moins volumineuse, dure, régulièrement arrondie, séparée du PLAN DU DOS par le sillon de la nuque.

Auscultation.

Le FOYER MAXIMUM est à la hauteur de l'ombilic.

Toucher.

Abaisser le fond de l'utérus :
Sensation de tumeur irrégulière.

Dans le cas relativement fréquent de siège décomplété mode des fesses.

L'engagement, à la fin de la grossesse, est possible.
Au *palper* et au *toucher,* l'extrémité pelvienne plonge dans l'excavation : elle est moins volumineuse que la tête.
A *l'auscultation,* le foyer est au-dessous de l'ombilic.
Suivant la position, on peut sentir *l'attelle* rigide, constituée par les deux membres inférieurs accolés, et la saillie des talons près de la tête.

Diagnostic des positions et variétés.

Avant l'engagement, *situation variable.*

Diagnostic de la cause de cette présentation.

Parfois rétrécissement du bassin ou *placenta prævia.*

XXI

Conduite à tenir dans la Présentation du Siège, pendant la Grossesse

Tenter la version céphalique par manœuvres externes.

A. **Moment** (huitième mois).

Pendant le septième mois, le fœtus est très mobile ;
Pendant le neuvième mois, le fœtus évolue très difficilement.

B. **Contre-indications.**

(Fœtus mort et macéré.)

Hydramnios ; ne tenter la version qu'au début du travail.

C. **Manuel opératoire.**

1º Soins....
- Vider la vessie et le rectum ;
- Mettre la femme en position obstétricale ;
- Renouveler la tentative plusieurs jours de suite, au besoin sous chloroforme.

2º Version.
- a) *Mobiliser le fœtus :* insinuer les doigts entre le bassin maternel et le siège du fœtus (au besoin, un aide soulève par voie vaginale).
- b) *Repousser le siège* vers une fosse iliaque.
- c) *Faire évoluer le fœtus :* une main refoule la tête de haut en bas, une autre pousse le siège de bas en haut, par des pressions lentes et soutenues (amener la tête au détroit supérieur par le chemin le plus facile, c'est-à-dire le plus court).

3º Précautions consécutives.

Maintenir la présentation obtenue par une *ceinture* munie de deux pelotes.

D. **Cas spéciaux.**

Siège décomplété, mode des fesses.

Liquide amniotique peu abondant.

La version est très difficile.

L'essayer avec prudence.

Ne pas insister si l'on rencontre trop de difficulté.

XXII

De la Grossesse Gémellaire

Signes fonctionnels.

Phénomènes sympathiques plus accentués ;

Mouvements du fœtus perçus de différents côtés ;

Phénomènes de compression plus considérables : œdème, varices, dyspnée.

Palper.

Utérus trop developpé pour l'âge de la grossesse.

Tension permanente des parois (hydramnios fréquente)

On peut sentir *deux plans dorsaux* ;

On peut sentir trois ou même quatre *pôles fœtaux*.

Ausculation.

S'il y a *deux foyers*, on ne peut affirmer la grossesse gémellaire que si deux observateurs, auscultant en même temps ces deux foyers, comptent un nombre différent de pulsations.

Toucher.

Peut permettre de constater une tête engagée, tandis qu'une autre ballotte dans l'utérus.

Diagnostic différentiel.

Môle hydatiforme (au début de la grossesse).

Gros œuf (deux pôles seulement).

Hydramnios (complique souvent la grossesse gémellaire et en rend le diagnostic difficile).

Fibrome sous-péritonéal (rendu plus apparent par les contractions utérines).

Conduite à tenir.

Se méfier d'un ACCOUCHEMENT AVANT TERME.

Mettre la femme au repos.

Exagérer les PRÉCAUTIONS et les soins de la grossesse normale.

XXIII

Môle Hydatiforme

(Tumeur vésiculaire née de la dégénérescence kystique
des villosités choriales)

A. Diagnostic.

Apparaît pendant la *première moitié de la grossesse.*

a) Exagération des *phénomènes réflexes* (vomissements).

b) *Hémorragies* à répétition.

c) Augmentation anormale du *volume de l'utérus.*

d) Au cours de l'avortement : EXPULSION DE VÉSICULES.

B. Traitement.

1º La môle est une tumeur maligne, qui doit être extirpée, dès qu'elle est diagnostiquée : *Avortement provoqué.*

2º Au cours de l'avortement molaire, *curage digital* de l'utérus : rechercher soigneusement si la paroi utérine est envahie par la tumeur.

3º Employer, s'il y a lieu, le *traitement des grandes hémorragies.*

4º Si l'utérus est envahi par la tumeur, *hystérectomie.*

DEUXIÈME PARTIE

L'ACCOUCHEMENT NORMAL

I

Conduite à tenir
quelques Jours avant l'Accouchement

1º Soins hygiéniques.

Grands bains savonneux.
Savonnage des organes génitaux externes.
Injections vaginales quotidiennes.
Evacuation rectale quotidienne.
Attouchements du mamelon à l'alcool.

2º Examens.

a) ETAT GÉNÉRAL : surtout analyse d'urine.

b) ETAT LOCAL : diagnostiquer la présentation (la corriger,
si elle est vicieuse) ; rechercher les obstacles possibles à
l'accouchement : viciation pelvienne, tumeur, etc. (intervenir s'il y a lieu). Vérifier si le fœtus est vivant.

3º Faire préparer ce qui est nécessaire.

Draps d'alèze et toile cirée.
Matériel pour injections : bock, canules vaginales en verre,
bassin, vaseline stérilisée.
Brosses.

- Sublimé corrosif...... .... 0 gr. 25
- Acide tartrique......................... 1 gramme
- Solution alcoolisée de carmin d'indigo à 5 % I goutte

(10 paquets pour 10 litres d'eau)

- Iode métallique.................... 30 grammes
- Iodure de potassium .... 60 —
- Eau distillée...................... 1.000 —

(Solution mère pour 10 litres d'eau)

Coton hydrophile.
Alcool.
Layette de l'enfant.
Epingles de nourrice.
Petite baignoire.
Gazes stérilisées.
Bandes en gaze.
Fil à ligature.

Solution { Protargol....... 3 grammes.
{ Eau distillée.... 30 —

Compte-gouttes.

4° Avoir dans sa trousse.

Stéthoscope.
Deux pinces hémostatiques.
Ciseaux.
Insufflateur.
Aiguille de Reverdin, crins, pince à disséquer.
Forceps.
Seringue de Pravaz.
Sonde uréthrale.
Sonde intra-utérine.

II

Diagnostic du Travail

1° Signes précurseurs (inconstants).

Abaissement du fond de l'utérus.

(Descente de la tête dans l'excavation pelvienne : la femme respire plus librement, gêne plus marquée des organes pelviens).

(Deux mois avant le terme chez la primipare ; peu avant le début du travail chez la multipare) :

Ecoulement de glaires sanguinolentes.

Contractions indolores plus fortes.

2° Signes proprement dits.

Contractions utérines involontaires, douloureuses, intermittentes.

Involontaires. { La femme ne peut les supprimer; mais les émotions peuvent les provoquer.

Douloureuses. { Au palper, on constate le durcissement de l'utérus.

La douleur correspond au moment le plus intense de la contraction.

La douleur siège sur les côtés de l'utérus, ou dans la région lombaire.

Période d'effacement : mouches ;

Période de dilatation : douleurs préparantes ;

Période d'expulsion : douleurs expultrices, envie de pousser ;

Période de dégagement : douleurs concassantes.

Intermittentes. { D'abord de vingt en vingt minutes ; puis, plus rapprochées ; A la fin, parfois subintrantes.

Durée : environ une demi-minute.

Grandes variations individuelles au point de vue de la rapidité du travail et de l'intensité des douleurs.

Contractions des muscles abdominaux (période d'expulsion).

Ecoulement de glaires sanguinolentes (bouchon gélatineux du col).

3º Au toucher.

Effacement du col (se méfier du col déhiscent des multipares).

Dilatation de l'orifice utérin (plus lente au début).

Perception de la poche des eaux.

4º A la fin du travail.

Ampliation du périnée.

Apparition du fœtus à la vulve.

III

Diagnostic des Positions dans la Présentation du Sommet

1º Il n'y a pas d'engagement.

PALPER. (Dans l'intervalle des contractions).

O I G { Plan du dos à gauche, petites parties à droite, front accessible à gauche.

O I D { Plan du dos à droite, petites parties à gauche, front accessible à gauche.

2º L'engagement est effectué.

O I G A. PALPER. { Plan du dos à gauche, très accessible ; Saillie du front à droite et en arrière.

TOUCHER. { (Dans l'intervalle des contractions). Suture sagittale dans le diamètre oblique gauche. Fontanelle postérieure à gauche et en avant (à travers la poche des eaux).

AUSCULTATION. { (Dans l'intervalle des contractions). Maximum des battements du cœur fœtal, au milieu d'une ligne allant de l'ombilic à l'épine iliaque antéro supérieure gauche.

O I D P. PALPER.	Plan du dos à droite, perçu par son bord latéral ; Petites parties, en avant, très accessibles ; Saillie du front à gauche et en avant.
TOUCHER.	Suture sagittale dans le diamètre oblique gauche. Fontanelle postérieure à droite et en arrière.
AUSCULTATION.	Foyer, au milieu d'une ligne allant de l'ombilic à l'épine iliaque antéro supérieure droite.
O I D A. TOUCHER.	Suture sagittale dans le diamètre oblique droit. Lambda vers éminence ilio-pectinée droite.
AUSCULTATION.	Foyer, au milieu d'une ligne allant de l'ombilic au pubis.
O I G P. TOUCHER.	Suture sagittale dans le diamètre oblique droit. Lambda vers symphyse sacro-iliaque gauche.
AUSCULTATION.	Pas de foyer maximum ; deux foyers : L'un très en arrière et à gauche, l'autre très en arrière et à droite.

IV

Conduite à tenir au Début de l'Accouchement en Présentation du Sommet

1º Installer la chambre où aura lieu l'accouchement.

Chambre, bien aérée, à température convenable ;

Eclairage suffisant ; supprimer les rideaux.

Lit accessible des deux côtés (de préférence petit lit en fer), garni d'une *toile cirée* maintenue par des épingles doubles et de draps d'alèze.

Bock, nettoyé, flambé, fixé à 0m,50 au-dessus du lit.

Tuyau de caoutchouc de 2 mètres, bouilli, canules bouillies.

Dix litres d'eau bouillie. Bassin flambé.

Sur une table, à droite de la femme, deux cuvettes flambées, contenant un liquide antiseptique.

Brosses, savon, vaseline stérilisée.

Stéthoscope ; coton hydrophile, compresses bouillies, solution iodo-iodurée, paquets de sublimé.

2° Procéder à la toilette de la femme.

Lavement glycériné (sauf à la fin du travail).

Ebarber les poils des grandes lèvres.

Savonner soigneusement *le périnée* et le sommet des cuisses.

Donner une *injection vaginale* au sublimé à 1 p. 4.000 (1 paquet à 0 gr. 25 pour 1 litre d'eau).

(Pas de sublimé, si la femme est albuminurique, ou a des plaies : eau oxygénée, lusoforme, iode, permanganate).

La femme est couchée, les épaules basses, le siège reposant sur un bassin ;

Le bock contient deux litres d'une solution antiseptique tiède ;

L'accoucheur s'est aseptisé ;

Il prend une canule vaginale, de la poissonnière où elle a bouilli, la fixe au caoutchouc ;

Laisse couler un peu de liquide pour l'expurger d'air ;

Il écarte les grandes lèvres et fait pénétrer la canule dans le vagin ;

Cesser l'injection avant que tout le liquide soit écoulé ;

Déprimer la fourchette, pour ne pas laisser de liquide dans le vagin ;

Puis recouvrir la vulve d'une compresse bouillie.

3° Examiner la femme.

Palper, Ausculter, Toucher.

V

Examen de la Femme
au Début du Travail (Sommet)

1° Palper et Auscultation.

Il s'agit d'un sommet.

Le fœtus est vivant.

Quelle est la position et la variété de position ?

L'engagement est-il effectué ?

2° Toucher.

a) Manière de le pratiquer.

S'assurer de la vacuité de la vessie et du rectum.
(Cathétérisme vésical, ou lavement au besoin).
Faire la toilette des organes génitaux externes.
Donner une injection vaginale avant et après.
Gants de caoutchouc, si la femme est syphilitique, ou si l'accoucheur est septique.
Nettoyage des mains aussi sérieux que pour une laparotomie.
Toucher dans l'intervalle des contractions.
Découvrir la femme.
Lui fléchir les cuisses et les jambes.
Ecarter les lèvres de la main gauche.
Introduire dans le vagin l'index et le médius de la main droite, le coude abaissé sur le plan du lit.
S'il n'y a pas d'engagement, abaisser l'utérus de la main gauche placée sur l'abdomen.

b) Renseignements fournis par le toucher.

Le col est-il effacé ? Dilaté ? (Dimensions de l'orifice).
La poche des eaux existe-t-elle ? (Bombe au moment des contractions).
Le sommet est-il profondément engagé ?
(On ne peut introduire plus de deux doigts de champ entre la tête et le périnée).
Si le sommet n'est pas engagé, y a-t-il un obstacle pelvien ? Un rétrécissement du bassin ? (Promontoire accessible)
Vérifier la position et la variété de position.
(C'est quelquefois possible à travers le segment inférieur).
(C'est toujours possible à travers la poche des eaux, dans l'intervalle des contractions).

3° Etat général.

Urines, cœur, appareil respiratoire, etc.

VI

Conduite à tenir au Cours de l'Accouchement Normal (Sommet)

1° Période de dilatation.

Au début, surtout chez les primipares, on peut s'absenter.

Autoriser la femme à se lever.

Ne pas quitter une multipare, si la dilatation = 5 fr.

Si les membranes sont rompues, ou si la dilatation est avancée, la femme doit se coucher.

Encourager la femme, sans indiquer le moment probable du terme de ses souffrances.

Lui recommander de ne pas pousser.

Toucher rarement : surveiller les progrès de la dilatation, l'engagement et la position de la tête fœtale.

Ausculter de temps en temps (souffrance du fœtus).

2° A dilatation complète.

Soulever le siège de la parturiente par un drap plié.

Si la poche des eaux ne se rompt pas spontanément, déchirer les membranes.

3° Période d'expulsion.

Recommander à la femme de pousser, au moment des contractions).

(La femme, dans le décubitus dorsal, se cramponne au dossier du lit et s'arc-boute solidement sur ses talons, cuisses en abduction, jambes fléchies).

S'assurer de la vacuité de la vessie (cathétérisme au besoin).

Ausculter toutes les cinq minutes. (Si le fœtus souffre, forceps).

Toucher : vérifier la descente et la position de la tête (rotation interne).

Préparer, dans une cuvette flambée : de la soie plate, deux pinces hémostatiques, une paire de ciseaux, le tout stérilisé. (Ligature du cordon).

A côté, un compte-gouttes et la solution de protargol (yeux).

La femme fait des efforts sérieux : rouler draps et couvertures au pied du lit.

Couvrir les membres inférieurs de la femme avec des jambières de flanelle.

4° Dégagement de la tête.

L'accoucheur se place du côté droit du lit, et rapproche la femme du bord.

Quand la tête cesse de rétrocéder entre les contractions utérines, lorsque le bregma apparaît à la fourchette, l'accoucheur cale son coude sur le plan du lit et appuie fortement son pouce sur la tête fœtale au moment de la contraction ;

La main gauche maintien la tête au-dessus du pubis ;

Il recommande à la femme de ne pas pousser, d'ouvrir la bouche et de respirer largement ;

Puis, lorsque la contraction est passée, il ordonne à la femme de pousser, de manière à dégager la tête dans l'intervalle des contractions, une bosse pariétale après l'autre.

Dès que la tête est hors de la vulve, s'assurer s'il n'existe pas de circulaires du cordon autour du cou. (Faire glisser le cordon par-dessus la tête ; ou le sectionner entre deux pinces).

5° Dégagement des épaules et du tronc.

Laisser faire la rotation externe de la tête.

Puis la saisir entre les deux mains, pour la porter fortement en bas et dégager l'épaule antérieure. [Il est même bon d'amener tout le bras hors des organes génitaux (Coudert)].

Puis relever fortement la tête en haut et dégager l'épaule postérieure.

Enfin, tirer en haut pour dégager le tronc.

L'expulsion du fœtus est terminée.

VII

Conduite à tenir au cours d'un Accouchement du Sommet en Occipito-Postérieure
(O I D P ou O I G P)

En général le travail est plus lent, plus pénible ; mais l'accouchement se termine spontanément.

1° Période de dilatation.

S'abstenir de toute intervention.

2° Période d'expulsion.

(Dilatation complète, membranes rompues).

Si le travail reste deux heures sans progresser ;

Si l'état de la mère ou celui du fœtus exigent qu'on termine l'accouchement, et que l'occiput reste en arrière : Intervenir.

a) Manœuvre manuelle de Tarnier.

Introduire deux doigts, en avant et en haut, dans le sillon retroauriculaire de l'oreille antérieure du fœtus (main gauche, en cas d'O I D P ; main droite, en cas d'O I G P) ;

Dés qu'une contraction apparaît, appuyer fortement sur la région mastoïdienne, de façon à la faire tourner en avant, du côté de la symphyse ;

La contraction finie, le doigt reste en place, pour recommencer à la douleur suivante.

b) Manœuvre instrumentale : Application de forceps.

(D'emblée, s'il y a urgence, ou après échec de la manœuvre de Tarnier).

Conduite à tenir dans le Dégagement en Occipito-Sacrée

Dans les occipito-postérieures, le dégagement se fait, en général, en occipito-pubienne.

Exceptionnellement, il peut se faire en occipito-sacrée : le front se fixe sous la symphyse et la tète se dégage par flexion.

1er Cas. — Tête petite, périnée souple.

Laisser faire le dégagement en occipito-sacrée et surveiller spécialement le périnée.

2me Cas. — Tête volumineuse, périnée résistant.

Appliquer le forceps et convertir l'O S en O P.

Puis désarticuler le forceps et laisser faire l'expulsion spontanée, ou pratiquer une deuxième application de forceps en O P.

VIII

Diagnostic de la Présentation de la Face

1º Pendant la grossesse.

En général, il s'agit tout simplement d'une *tête mobile* au-dessus du détroit supérieur.

2º Au début du travail.

(Face en train de s'engager au détroit supérieur).

INSPECTION ... | Présentation longitudinale.

PALPATION.... {
(Dans l'intervalle des contractions).
La tête est au détroit supérieur : sa partie la plus saillante est l'occiput, séparé du plan du dos par une encoche en coup de hache : le sinus de la nuque.

AUSCULTATION. {
Mêmes foyers que dans les positions correspondantes du siège.
(Mêmes foyers pour M I D P que pour S I D P, etc.).

3º Quand la dilatation est avancée.

TOUCHER ..... {
(A travers la poche des eaux, dans l'intervalle des contractions ; directement, après la rupture des membranes).
La présentation est élevée.
A dilatation complète, le doigt atteint du menton au bregma ;
Au centre, la *base du nez*, les deux trous des narines séparés par la cloison ;
Au-dessus, la suture interfrontale et les deux bosses frontales ;
Au-dessous, la bouche et ses rebords alvéolaires ;
Latéralement, les joues (tuméfiées par l'infiltration séro-sanguines).
L'orientation des narines indique l'orientation du menton et, par suite, le diagnostic de position et de variété.

IX

Conduite à tenir
dans la Présentation de la Face

1º Au début du travail : la face commence à s'engager.

Tenter de transformer la face en sommet.

a) Manœuvre externe de Schatz (réussit bien rarement).

Soulever les épaules du fœtus.
Une main presse sur l'occiput et le dirige vers le plan
  antérieur du fœtus.
Un aide pousse le siège du même côté.

b) Manœuvre combinée de Pinard (échoue souvent).

Une main vaginale repousse le front en haut.
Une main abdominale repousse l'occiput en bas.
Si l'état de la mère ou de l'enfant exigent qu'on termine
  rapidement l'accouchement (après dilatation),
Version, toutes les fois que la tête est mobile ;
Forceps, dans les autres cas.

2º Le travail est avancé : la face est dans l'excavation.

L'accouchement est généralement long et pénible ;
La *dilatation du col* se fait lentement ;
La poche des eaux bombe.
Ne pas TOUCHER trop souvent ;
Prévenir la famille des déformations de la face ;
AUSCULTER fréquemment.
A *dilatation complète,* faire pousser la femme, se méfier des
  procidences.
Si le fœtus souffre, on reste deux heures sans progresser.
  Intervenir.
IL FAUT, DE TOUTE NÉCESSITÉ, QUE LE MENTON TOURNE EN
  AVANT.
Introduire la *main* et essayer d'amener le menton sous la
  symphyse.
Si on échoue, application de *forceps.*
Dans le forceps sur la face, il faut effectuer la rotation
  d'abord et exercer les tractions ensuite (la tête ne descend
  qu'après rotation faite).

3° La face est au détroit inférieur.

Soutenir le périnée et empêcher le dégagement trop brusque.
Si les contractions utérines sont insuffisantes, forceps.

4° Cas particulier : fœtus mort et accouchement impossible.

Basiotripsie.

X

Conduite à tenir dans l'Accouchement en Présentation du Siège complet

(CAS NORMAUX)

1° Pendant la grossesse.

Tenter la version céphalique par manœuvres externes ; la maintenir par une ceinture eutocique.

2° Au début du travail.

(Les membranes sont intactes, la dilatation peu avancée, le siège non engagé).
Tenter, prudemment, la version céphalique par manœuvres externes ;
La maintenir en déchirant les membranes.

3° Au cours du travail : Période de dilatation.

Chez les primipares : dilatation préfœtale du vagin, par le ballon de Champetier de Ribes.

4° A dilatation complète.

Mettre la femme en position obstétricale :
Le siège au bord du lit, les jambes écartées et maintenues par deux aides.
(Chez une primipare, attendre que le siège apparaisse à la vulve).
Tout préparer pour ranimer l'enfant (insufflateur, alcool, un bain chaud et un bain froid, linges chauds).

5° Période d'expulsion.

Faire pousser la femme.
Ausculter de cinq en cinq minutes.

N'intervenir que si le fœtus souffre ou si l'expulsion spontanée paraît impossible.

6° Dégagement du siège.

Protéger le périnée ; si les pieds ne se dégagent pas facilement, on peut en sortir un, mais sans exercer aucune traction, dans l'intervalle des douleurs ; au moment des contractions, refouler le siège vers la symphyse.

Les deux hanches sont dehors, les soutenir d'une main ;

De l'autre, faire une anse au cordon (indique s'il y a tiraillement).

Ne pas exercer de tractions pour éviter le relèvement des bras.

7° Dégagement des bras.

S'ils ne sortent pas spontanément, les abaisser l'un après l'autre.

8° Dégagement de la tête : Manœuvre de Mauriceau.

On met le fœtus à cheval sur la face antérieure de l'avant-bras qui répond au plan ventral du fœtus ;

La main pénètre dans le vagin et va à la recherche de la bouche du fœtus (symphyse sacro-iliaque) ;

On y introduit l'index et le médius ;

On saisit la face postérieure du cou du fœtus entre l'index et le médius de l'autre main, placés comme une fourche ;

Tirer en bas, pour fléchir la tête ;

Tirer en arrière, pour amener l'occiput à la symphyse ;

Tirer en bas, pour faire descendre la tête ;

Relever le fœtus, avec l'avant-bras, et dégager la tête en la fléchissant ; assez lentement, pour ne point léser le périnée ; assez vite, pour ne point laisser mourir l'enfant.

Le dos du fœtus repose sur le ventre de la mère.

9° L'enfant naît souvent étonné.

Enlever les mucosités de la bouche ;

Ne pas sectionner le cordon, avant que les battements aient disparu.

XI

Conduite à tenir dans l'Accouchement en Présentation du Siège complet
(CAS DIFFICILES)

1° A dilatation complète, le siège s'attarde au détroit supérieur.

Introduire la main, dont la face palmaire regarde le plan ventral du fœtus (main droite dans les S I D ; main gauche dans les S I G) ;

Saisir le pied antérieur (pied gauche dans les S I G) ;

L'amener hors des voies génitales ;

L'entourer de compresses et exercer des tractions ;

D'abord en bas, pour engager le siège ;

Puis horizontalement, pour le faire descendre ;

Enfin en haut, pour dégager le membre postérieur.

A ce moment soutenir simplement le siège, sans exercer de tractions.

S'il fallait hâter l'accouchement, saisir les deux membres, au moyen de compresses, et exercer sur eux, pendant les contractions utérines, des tractions le plus en bas possible ; tandis qu'un aide applique ses deux mains sur le fond de l'utérus (pour éviter le relèvement des bras).

2° Après dégagement du siège, il y a tiraillement du cordon.

(L'anse disparaît).

Sectionner le cordon entre deux pinces et terminer vite l'accouchement.

3° Extraction des épaules.

Tirer en bas, sur les membres inférieurs, pendant les contractions.

Eviter toute pression au niveau de l'abdomen ou du thorax.

Si les bras sont relevés, dégager d'abord le bras postérieur :

Soulever d'une main le corps du fœtus en avant de la symphyse ;

Introduire l'autre main dans le vagin, au niveau de la concavité sacrée ;

Glisser deux doigts le long de l'humérus, jusqu'au coude ;

Abaisser le bras en mouchant le fœtus.

Dégager le bras antérieur, par la même manœuvre, de l'autre main, le tronc étant abaissé au maximum ;

Si l'on n'y parvient pas, faire tourner le fœtus, pour rendre postérieur le membre antérieur.

4º Extraction de la tête.

Si l'on ne réussit pas à dégager la tête par la manœuvre de Mauriceau, faire une application de forceps.

XII
Conduite à tenir dans le Siège décomplété Mode des Fesses

A. Pendant la grossesse, au début du travail.

Tenter prudemment la version céphalique par manœuvres externes.

(Réussit rarement : le siège est souvent engagé, les membres inférieurs relevés font attelle au-devant du fœtus.

B. Au cours du travail.

En général, l'accouchement est spontané.

Intertervenir dans le cas de souffrance du fœtus ou de la mère ; dans le cas où l'expulsion ne se fait pas.

1º Le siège est au détroit supérieur.

Pratiquer l'*abaissement prophylactique du pied antérieur* :

On introduit dans les organes génitaux la main dont la face palmaire regarde le plan ventral du fœtus ;

On la glisse le long de la cuisse antérieure de l'enfant, jusqu'à ce que l'extrémité des doigts atteigne le creux poplité ;

On porte le membre en abduction : la jambe se fléchit et le pied tombe à la portée des doigts ;

On saisit le pied et on l'entraîne dans le vagin.

Suivant les indications, attendre alors l'expulsion spontanée ; ou exercer des tractions.

2º Le siège est dans l'excavation.

a) *Tenter l'abaissement du pied* (si le siège n'est pas trop engagé et l'utérus pas trop rétracté).

b) Exercer des tractions manuelles (si l'abaissement du pied est impossible).

On introduit l'index replié en crochet dans les deux plis de l'aine.

c) Exercer des tractions instrumentales.

DANS LES SACRO-ILIAQUES POSTÉRIEURES : APPLICATION DE FORCEPS.

DANS LES SACRO-ILIAQUES ANTÉRIEURES : EMPLOYER LES LACS.

On introduit l'extrémité du lien entre les cuisses du fœtus, on la pousse dans le pli inguinal ;

On va la saisir de l'autre côté, en glissant les doigts entre la hanche et le bassin ;

Si l'on n'arrive pas avec le doigt, on peut faire usage d'une pince courbe et mousse ;

Tirer en bas et en avant, en rapprochant les lacs de la cuisse de la mère vers laquelle regarde le dos du fœtus.

Qu'on se serve du forceps ou des lacs, ne tirer que PENDANT LES CONTRACTIONS UTÉRINES ; faire COMPRIMER LE FOND DE L'UTÉRUS par un aide.

Dans des cas très difficiles, se servir simultanément des lacs et du forceps.

3º Le siège est au détroit inférieur.

a) Tenter l'abaissement du pied antérieur.

b) Exercer des tractions inguinales, avec les doigts repliés en crochet (si l'abaissement du pied est impossible), faire pratiquer l'expression abdominale.

c) Faire usage des lacs ou du forceps (si les tractions manuelles échouent).

XIII
Diagnostic de la Présentation de l'Epaule

1° Diagnostic positif.

INSPECTION. Le grand diamètre utérin est transversal.

PALPATION. L'excavation est vide ;
Pas de pôle fœtal au fond de l'utérus ;

Dans les flancs
{ D'un côté la tête, qui ballotte, en général plus basse ;
De l'autre le siège, avec les petites parties.

Si la tête est à droite, l'acromion est à droite, c'est une *position* droite : A I D.

Si la tête est à gauche, l'acromion est à gauche, c'est une *position* gauche : A I G.

Si *le dos est en avant* (cas habituel), on sent un plan lisse et résistant.

Si *le dos est en arrière,* la main ne perçoit que les petites parties mobiles.

AUSCULTATION. Le foyer maximum est très bas, au-dessous de l'ombilic.

TOUCHER.

A. *Pendant la grossesse :* Aucune partie n'est engagée.

B. *Au début du travail :* A travers la poche des eaux, volumineuse, on peut sentir le bras ou l'épaule.

C. *Après la rupture des membranes, quatre cas à considérer :*

a) Le bras, l'avant-bras et LA MAIN sont hors de l'utérus, la main paraît à la vulve ou peut y être attirée.

b) L'avant-bras est fléchi sur le bras, LE COUDE est dans le vagin.

c) Le BRAS est étendu le long du thorax, semblable à un petit cylindre, accolé à un cylindre plus volumineux : le tronc, avec son gril costal.

d) Le bras est relevé, on atteint LE CREUX AXILLAIRE.

2° Diagnostic différentiel.

A. Ne pas prendre, dans le vagin, le membre supérieur pour un membre inférieur.

B. Ne pas confondre, au détroit supérieur, une épaule avec un *siège complet.*

C. Ne pas confondre une épaule avec une *procidence du bras* dans une présentation céphalique.

3° Diagnostic de l'épaule qui se présente.

Au Palper.

a) Dans les *dorso antérieures*, c'est l'épaule de nom contraire au côté de la femme vers lequel est dirigé la tête.

(La tête est à droite, c'est une épaule gauche en position droite).

b) Dans les *dorso postérieures*, c'est l'épaule de même nom que la position.

(La tête est à droite, c'est une épaule droite en position droite).

Au Toucher (après rupture des membranes).

a) *Le membre supérieur est en partie ou en totalité dans le vagin.*

Présentation.
{
Amener la main à la vulve ;
La reconnaître par superposition ;
La paume de la main étant tournée en haut, la main est de même nom que la cuisse de la femme vers laquelle le pouce est dirigé.
}

Position .....
{
Introduire le doigt dans le creux de l'aisselle : le fond de l'aisselle répond à l'acromion (le doigt se dirige vers la gauche, c'est une A I G).
}

b) *Le membre supérieur est dans l'utérus.*

Chercher à l'amener dans le vagin ;

Si l'on ne réussit pas, diagnostiquer la position par la direction de l'aisselle ;

Rechercher la ligne des apophyses épineuses, pour savoir si le dos est en avant ou en arrière ; et déduire la Présentation de ces deux renseignements.

XIV

Conduite à tenir
dans la Présentation de l'Epaule

L'accouchement spontané est impossible, il faut intervenir.

1º Pendant la grossesse.

Sitôt le diagnostic fait, tenter la *version céphalique par manœuvres externes* (chloroforme au besoin) ;
Si l'on réussit, maintenir le sommet par une ceinture eutocique.

2º Pendant le travail.

A. *Les membranes sont intactes.*

a) AU DÉBUT DU TRAVAIL { Tenter prudemment la version céphalique par manœuvres externes.

b) LA DILATATION N'EST PAS COMPLÈTE { Attendre. Respecter la poche des eaux.

c) A DILATATION COMPLÈTE { Mettre la femme en position obstétricale, Rompre la poche des eaux, Pratiquer immédiatement la VERSION PODALIQUE PAR MANŒUVRES INTERNES. (C'est le moment d'élection).

B. *Les membranes sont rompues. Agir rapidement.*

a) DILATATION INCOMPLÈTE { Tenter la version par manœuvres mixtes de Braxton-Hicks.

Si on échoue, compléter la dilatation { Procédé bimanuel de Bonnaire ou ballon de Champetier.

b) DILATATION COMPLÈTE.

Tenter la version podalique par manœuvres internes.
{ Anesthésie générale.
{ **Manœuvres prudentes.**

c) MEMBRANES ROMPUES DEPUIS LONGTEMPS, ET UTÉRUS FORTEMENT RÉTRACTÉ.

La version est impossible ;

Pratiquer l'EMBRYOTOMIE ;

Car l'enfant a déjà succombé ou du moins son existence est gravement compromise.

XV

On amène une Femme
dont la main du Fœtus est à la Vulve

1º Faire le diagnostic.

AU TOUCHER : On n'atteint pas un pôle céphalique, ce n'est pas une procidence de la main.

On atteint le gril costal : C'EST UNE PRÉSENTATION DE L'ÉPAULE.

On recherche la direction du creux de l'aisselle :

A droite pour les POSITIONS droites, et vice-versa.

On reconnaît LA MAIN QUI SE PRÉSENTE, par superposition, ou en la tournant face palmaire en haut, la main est de même nom que la cuisse de la femme vers laquelle le pouce est dirigé.

LE PALPER est difficile, parce que le liquide amniotique s'est généralement écoulé.

L'AUSCULTATION permet de vérifier si le fœtus est vivant.

2º Terminer l'accouchement par la version.

a) Si la dilatation n'est pas complète, placer un ballon de Champetier ;

b) Fixer un lacs au bras, le confier à un aide, qui maintiendra le bras abaissé, après la version.

c) Introduire une main au fond de l'utérus :

DANS LES DORSO ANTÉRIEURES (présentation de l'épaule gauche en position droite, présentation de l'épaule droite en position gauche), la main de même nom que l'épaule qui se présente ;

DANS LES DORSO POSTÉRIEURES, la main de nom contraire.

d) Saisir le pied antérieur :

DANS LES DORSO ANTÉRIEURES, c'est le pied de même nom que l'épaule qui se présente ;

DANS LES DORSO POSTÉRIEURES, c'est le pied de nom contraire.

e) Faire évoluer le fœtus en exerçant des tractions en bas.

f) Extraire le fœtus, comme dans l'accouchement par le siège.

3º Si le fœtus est mort, ou si l'utérus est totalement rétracté, pratiquer l'embryotomie.

XVI

Version par Manœuvres internes

1º Indications.

A. PRÉSENTATION DE L'ÉPAULE $\left\{ \begin{array}{l} \textit{Indication absolue.} \\ \text{Si les manœuvres externes} \\ \quad \text{ont échoué.} \end{array} \right.$

B. PRÉSENTATION CÉPHALIQUE.

a) Dans le cas où *l'intérêt de la mère* exige qu'on termine vite l'accouchement et où la tête est mobile au-dessus du détroit supérieur :

Éclampsie, asystolie, anémie, états toxi-infectieux ;
Hémorragie grave.

b) Dans le cas où *l'intérêt de l'enfant* exige qu'on termine rapidement :

Procidence du cordon et tête mobile.

c) Dans certaines *présentations vicieuses,* non encore engagées :

Face, front, procidence des membres.

2º Conditions nécessaires.

a) Un col complètement dilaté ou dilatable.
(Sinon, pratiquer la dilation bimanuelle ou au ballon).

b) Une partie fœtale mobilisable : la présentation est peu engagée.

c) Un utérus pas trop rétracté : membranes rompues depuis peu.
(Meilleur moment : membranes intactes).

d) *Un bassin assez large :* diamètre minimum au moins huit centimètres.

3° Préparatifs.

a) Disposer le *nécessaire pour ranimer l'enfant.*
(Insufflateur, bain chaud et bain froid, linges chauds).

b) *Evacuer la vessie et le rectum.*

c) *Anesthésier la femme.*

d) *Aseptiser* la vulve, le périnée, le vagin.

e) Mettre la femme en *position obstétricale.*

f) Recouvrir l'abdomen d'un *champ aseptique.*

g) Avoir sous la main : un forceps, des lacs, une canule intra-utérine.

h) L'accoucheur a les *bras nus et aseptisés* jusqu'à l'aisselle.

i) *La main qui opère est enduite de vaseline stérilisée sur sa face dorsale ;* la face palmaire est sèche.

XVII
Version par Manœuvres internes

MANUEL OPÉRATOIRE.

A. Quelle main faut-il introduire ?

Celle dont la face palmaire regarde le plan ventral du fœtus.

a) Présentation céphalique :

La main de même nom que le côté du bassin où est l'occiput (main droite, dans les OID ; main gauche, dans les OIG).

b) Présentation de l'épaule :

Dans les DORSO ANTÉRIEURES, main de même nom que l'épaule qui se présente.

Dans les DORSO POSTÉRIEURES, main de nom contraire à l'épaule qui se présente.

B. Comment introduire la main ?

L'autre main écarte les grandes lèvres ;

La main qui opère, *les doigts réunis en cône,* pénètre dans le vagin par des mouvements de vrille ;

L'autre main va *immobiliser le fond de l'utérns ;*

La main qui opère *rompt les membranes dans l'intervalle des contractions* et entre immédiatement dans l'œuf, pour empêcher l'issue du liquide amniotique ;

La main longe le plan ventral du fœtus et va jusqu'au fond.

C. Quel pied faut-il saisir ?

Celui qui sera en avant, une fois l'évolution faite.

a) Présentation céphalique :

Le pied antérieur est de nom contraire au côté du bassin qu'occupe l'occiput.

b) Présentation de l'épaule :

Dorso ANTÉRIEURES, pied de même nom que l'épaule qui se présente ;

Dorso POSTÉRIEURES, pied de nom contraire à l'épaule qui se présente ;

Certains accoucheurs préfèrent saisir *les deux pieds.*

(Si l'on a saisi le mauvais pied, au moment de l'extraction, on fera exécuter au fœtus une rotation qui transformera ce pied postérieur en pied antérieur).

Avant d'abaisser le membre, s'assurer que c'est bien un pied et non une main ; s'assurer que c'est le bon pied.

D. Comment faire évoluer le fœtus ?

Saisir le pied au-dessus des malléoles, entre l'index et le médius ;

Abaisser la main, pour *amener le pied à la vulve :*

La main abdominale suit l'évolution du fœtus ;

(Un aide presse sur la tête de bas en haut) ;

Dès que le pied apparaît à la vulve, y mettre un lacs ;

Agir avec douceur, *dans l'intervalle des contractions utérines.*

E. Comment extraire le fœtus ?

Saisir la jambe à l'aide d'une compresse ;

Tirer pendant les contractions, comme dans l'extraction du siège.

XVIII

Accouchement Gémellaire

1° Faire le diagnostic de l'existence de deux jumeaux dans l'utérus et de leur présentation.

Inspection.
Palpation.
Toucher.
Auscultation.

2° Conduite à tenir.

a) Si LE PREMIER FŒTUS SE PRÉSENTAIT PAR L'ÉPAULE, à dilatation complète, faire la version par manœuvres internes.

b) En général, l'expulsion est aisée : *petit volume des fœtus.*

c) Après la naissance du premier enfant, *mettre une pince sur le bout placentaire du cordon* (hémorragie en cas de grossesse univitelline).

d) *Vérifier la présentation du deuxième enfant :* en cas de PRÉSENTATION DE L'ÉPAULE, tenter la version par manœuvres externes, s'il y a une deuxième poche des eaux ;
Pratiquer immédiatement la version par manœuvres internes, si l'œuf est ouvert.

e) Dans les cas habituels de présentation longitudinale, *laisser reposer la femme*, en surveillant le cœur du fœtus et la possibilité d'une hémorragie.

f) Si le fœtus souffrait, ou si la femme perdait du sang, terminer rapidement l'accouchement :
Rupture de la deuxième poche des eaux ;
(Et parfois forceps ou version).

g) Après la naissance du deuxième enfant, surveiller particulièrement l'état de l'utérus et du pouls, de CRAINTE D'UNE HÉMORRAGIE par inertie utérine.

h) LES ENFANTS SONT SOUVENT DÉBILES.
Les mettre en couveuse.

XIX

Dystocie dans l'Accouchement Gémellaire

1º Le premier enfant se présente par le sommet.

a) Le second se présente par le sommet.

Si les deux têtes s'engagent simultanément,
Essayer d'abord avec la main de refouler la moins engagée,
Tenter une application de forceps sur la plus engagée,
Si l'on échoue, sacrifier le premier enfant (basiotripsie).

b) Le second se présente par le siège.

Si le siège tend à s'engager en même temps que la tête, le
refouler avec la main et appliquer le forceps sur la tête.

c) Le second se présente par l'épaule.

Si le premier ne peut être expulsé, appliquer le forceps ;
Si le forceps échoue, les deux fœtus sont accrochés par le
cou, basiotripsie sur le premier, version pour le second.

2º Le premier enfant se présente par le siège.

a) Le second se présente par le sommet.

Au moment où le tronc du premier est sorti, sa tête peut
s'accrocher à la tête du second ; si l'on ne peut extraire
le premier, le sacrifier, et appliquer le forceps sur le
second.

b) Le second se présente par le siège.

Si les deux fœtus s'engagent ensemble, essayer de refouler
le moins engagé, sinon sacrifier le premier.

c) Le second se présente par l'épaule.

Si les deux fœtus s'accrochent par le cou, tenter de repousser
le deuxième ; en cas d'échec, décollation du premier, version pour le deuxième, puis extraction de la tête dernière.

Règle générale.

Le premier jumeau est habituellement le plus compromis,
s'il faut en mutiler un, c'est sur lui que portera cette
intervention.

XX

Quand et Comment rompre la Poche des Eaux

Normalement la poche des eaux se rompt spontanément quand la dilatation du col est complète.

A. Indications de la rupture artificielle des membranes.

1° *Au cours de la dilatation.*

a) Lorsqu'il survient une HÉMORRAGIE, ne cédant pas aux injections vaginales très chaudes (placenta prœvia).

b) Lorsque la poche des eaux est CONSTAMMENT DISTENDUE, même dans l'intervalle des contractions et que la dilatation ne progresse pas (inertie utérine dans l'hydramnios).

c) Lorsqu'on vient de corriger une présentation vicieuse PAR VERSION PAR MANŒUVRES EXTERNES (pour fixer la bonne présentation).

2° *A dilatation complète.*

Si la rupture ne se fait pas, il faut TOUJOURS la pratiquer.

B. Technique de la rupture artificielle des membranes.

a) Vérifier tout d'abord la présentation ; si elle est vicieuse, tenter de la corriger par manœuvres externes et pratiquer la rupture tout de suite après ;

En cas d'échec, se tenir prêt à pratiquer la version par manœuvres internes immédiatement après la rupture.

b) Précautions d'asepsie, comme dans toute manœuvre obstétricale.

c) Si la poche bombe, exercer un petit frottement localisé avec l'ongle de l'index ; puis, dès qu'il s'est produit un petit orifice, déchirer largement les membranes ; laisser le doigt dans le vagin, pour *modérer l'issue du liquide,* et surveiller la procidence possible du cordon.

d) Si la poche est plate, attendre une contraction utérine qui la fera bomber.

e) Si le doigt ne réussit pas, avoir recours à un *perce-membranes,* c'est-à-dire à une tige métallique acérée, qu'on guidera le long du doigt ; ou bien à une *pince à forcipressure,* avec laquelle on saisira les membranes et les déchirera par torsion.

f) Dans le cas de *placenta prœvia central,* le décoller en un point et introduire ainsi le doigt entre le placenta et l'utérus, pour déchirer les membranes plus haut que l'orifice utérin.

XXI

Souffrance du Fœtus pendant le Travail

1º Examen.

A. *Auscultation.*

a) Pendant la PÉRIODE DE DILATATION, ausculter les bruits du cœur fœtal d'heure en heure ;

b) Pendant la PÉRIODE D'EXPULSION, ausculter toutes les cinq minutes ;

c) Ausculter toujours DANS L'INTERVALLE DES CONTRACTIONS (normalement 140 pulsations) ;

d) Si le fœtus souffre, LES BRUITS DU CŒUR SONT D'ABORD ACCÉLÉRÉS, leur nombre atteint 180, devient incomptable ; PUIS ILS SE RALENTISSENT et descendent à 80.

e) RENOUVELER L'AUSCULTATION, afin de s'assurer que ces modifications sont permanentes.

B. *Inspection du liquide amniotique.*

a) Si le fœtus souffre, le liquide amniotique est teinté de vert : paralysie du sphincter de l'anus et ÉCOULEMENT DE MÉCONIUM ;

b) Dans la présentation du siège, l'écoulement de méconium est constant et n'a pas d'importance.

2º Conduite.

A. *Période de dilatation.*

Compléter la dilatation : ballon ou manœuvre bimanuelle.

B. *Période d'expulsion.*

Terminer au plus tôt l'accouchement :
Forceps, extraction du siège, version.
Jamais de césarienne ou de symphyséotomie.

C. *Après la naissance.*

Ranimer l'enfant.

TROISIÈME PARTIE

—•·◆·•—

ACCOUCHEMENTS ANORMAUX

I
Traitement Général
des Hémorragies puerpérales

A. Au cours d'une hémorragie très abondante.

Compression de l'aorte, à travers la paroi abdominale, par pression simple ou par une bande élastique.

B. Rechercher la cause de l'hémorragie et la combattre.

C. Eviter l'ischémie des centres nerveux.

Immobilité en position horizontale, tête basse ;
Soulever les pieds du lit ;
Rouler des bandes autour des quatre membres, en commençant par les extrémités.

D. Augmenter la masse du sang.

Injections sous-cutanées de sérum artificiel à 37° (1 litre).
Injections intra-veineuses (2 litres), dans les cas urgents.

E. Soutenir le cœur.

Injections intra-musculaires d'*éther* (1 à 4 centimètres cubes).
Injections sous-cutanées de *caféine* (deux seringues à 0 gr. 25).
Injections sous-cutanées d'*huile camphrée* (1 à 4 centimètres cubes).

F. Par voie buccale.

Café chaud et cognac.

G. Révulsion cutanée.

Linges chauds, frictions.

H. Traitement consécutif.

Décubitus dorsal, immobilité, couvertures chaudes ;
Boissons chaudes, *sérum* (jusqu'à 2 litres en vingt-quatre heures), *huile camphrée* (jusqu'à 20 centimètres cubes en vingt-quatre heures).

I. **Traitement ultérieur : combattre l'anémie.**

Quinquina, fer, arsenic ;
Jus de viande, etc., *sérum d'animal (hémostyl).*

J. **Peut-on employer l'ergotine et l'ergotinine ?**

Jamais lorsqu'on n'est pas absolument certain de la *vacuité de l'utérus* (fœtus, annexes, caillots).
Peuvent être employées lorsqu'on est certain de la vacuité de l'utérus.
Ergotine, 4 grammes, en potion.
Ergotinine de Tanret, 0 gr. 001 milligramme, en injection hypodermique.

II

Placenta Prœvia : Placenta inséré bas Conduite à tenir au cours du Travail

A. **Faire le diagnostic.**

Le placenta prœvia est souvent latent.
Le principal danger est l'hémorragie.

a) L'hémorragie externe se manifeste en général avant tout début de travail, et se répète en augmentant d'importance.
(Souvent, multipare, présentation vicieuse, procidence du cordon ; parfois insertion vélamenteuse).

b) Auscultation : Le fœtus est-il vivant ?

c) Toucher : Un matelas sépare le pôle fœtal de l'utérus.

B. **Traitement local.**

1° *Hémorragie peu abondante :*

Injections vaginales à 50° ; immobilité absolue de la femme.

2° *Hémorragie sérieuse :*

a) Si la poche des eaux est intacte, large déchirure des membranes.
(Si l'insertion est centrale, contourner le placenta pour atteindre les membranes).

b) Si les membranes sont rompues, ou si ce moyen a échoué, compléter la dilatation par la méthode bimanuelle ou par le ballon et terminer rapidement l'accouchement.

a. Siège : abaissement du pied ;

b. Tête non engagée ou épaule : version ;

c. Tête engagée : forceps ;

d. Enfant mort : embryotomie.

c) Délivrance artificielle.

Parfois on est obligé d'enlever le placenta avant le fœtus.

d) Injection intra-utérine a 50°.

Tamponnement utérin au besoin.

C. Traitement général des grandes hémorragies.

III

Décollement prématuré du Placenta normalement inséré

A. Faire le diagnostic.

D'abord l'hémorragie est interne :
Signes généraux : pâleur, pouls rapide ;
Signes locaux : utérus augmenté de volume, très dur.
Puis l'hémorragie devient externe :
Ecoulement de sang rouge ou marc de café.

B. Traitement local.

Vider l'utérus le plus tôt possible.

1° *Pendant la grossesse.*

a) Le canal cervico-segmentaire est souple :
Accouchement rapide : chloroforme, dilatation bimanuelle, ou ballon de Champetier ;
A dilatation complète, forceps ou version.

b) Le canal cervico-segmentaire est rigide :
CÉSARIENNE VAGINALE OU ABDOMINALE.

c) DÉLIVRANCE ARTIFICIELLE IMMÉDIATE.

2º *Pendant le travail.*

Terminer au plus vite l'accouchement :
Compléter la dilatation, extraire le fœtus et le placenta.

3º *Le fœtus est mort.*

L'EMBRYOTOMIE permet de l'extraire au travers d'un col incomplètement dilaté.

C. **Traitement général des grandes hémorragies.**

IV

Que faire lors de la Déchirure d'une Varice génitale ?

1º Faire le diagnostic.

a) *La déchirure est à la vulve :* l'inspection suffit.

b) *La déchirure est dans le vagin :* examen avec des valves ; éliminer les hémorragies utérines.

2º Traitement local.

a) *Pendant la grossesse :*

Hémorragie superficielle : PINCE A FORCIPRESSURE ;
Hémorragie vaginale : TAMPONNEMENT.

b) *Pendant l'accouchement :*

Pince à forcipressure, si on voit le point qui saigne ;
Dans le cas inverse, TERMINER L'ACCOUCHEMENT LE PLUS TÔT POSSIBLE.

c) *Après l'accouchement :*

Forcipressure ou tamponnement.

3º Traitement général.

Si l'hémorragie a été abondante, mettre en œuvre le traitement général des hémorragies.

V

Traitement du Thrombus de la Vulve

(C'est un épanchement sanguin qui se produit, au cours de l'état puerpéral, dans le tissu cellulaire génital).

1º Faire le diagnostic.

Facile dans le cas de thrombus vulvaire (inspection) ;
Difficile dans le cas de thrombus profond (toucher).

2º Traitement local.

a) Pendant la grossesse :
Repos au lit,
Soins antiseptiques,
Compression.

b) Pendant le travail :
Si le thrombus rend l'accouchement impossible, à dilatation complète, extraire le fœtus par forceps ou version ;
Au besoin, inciser le thrombus ;
Immédiatement après, tamponnement.

c) Pendant les suites de couches :
Antisepsie et compression.

3º Traitement des complications.

a) Hémorragie : tamponnement.

b) Infection
- Incision large,
- Evacuation des caillots suppurés,
- Attouchement à la teinture d'iode,
- Tamponnement.

4º Traitement général.

De l'*hémorragie* ou de l'*infection*.

VI
Traitement de l'Eclampsie
pendant le Travail

A. Traitement médical.

Le même que pendant la grossesse.

B. Traitement obstétrical.

(Nombre d'éclamptiques accouchent facilement, surtout lorsqu'elles sont dans le coma : défaut de tonicité du col).

Règle générale : terminer le plus tôt possible.

1º *La dilatation est complète : extraction immédiate du fœtus* (la femme est endormie au chloroforme).

a) Forceps, si la tête est engagée ;

b) Version, si la présentation est mobile au détroit supérieur ou si l'enfant se présente par l'épaule ;

c) Embryotomie, si l'enfant mort ne peut être extrait facilement par une de ces deux opérations ;

d) Délivrance artificielle ;

e) Injection intra-utérine à l'eau oxygénée (pas de mercure) ;

f) Se méfier de l'inertie utérine : surveillance de plusieurs heures.

2º *La dilatation est incomplète :*

a) La dilatation est assez avancée (cinq francs, petite paume), compléter la dilatation par la méthode bimanuelle.

b) La dilatation est peu avancée.

Le col est souple, dilatation bimanuelle ;

Le col est rigide et l'éclampsie bénigne, ballon de Champetier ;

Le col est rigide et l'éclampsie grave, césarienne vaginale.

3º *La dilatation est nulle :*

Eclampsie bénigne, ballon de Champetier ;

Eclampsie grave, et col rigide, césarienne vaginale.

4° *La femme meurt avant l'accouchement* :

OPÉRATION CÉSARIENNE ou accouchement par DILATATION
FORCÉE DU COL.

5° *Mort apparente de la femme* :

Respiration artificielle, marteau de Mayor, toni-cardiaques.

C. Suites de couches.

L'éclamptique *pourra allaiter* son enfant, après cessation de
l'état de mal.

VII

Rupture prématurée des Membranes

(*Avant tout début de travail :* hydrorrhée amniotique).

(Parmi les causes : insertion vicieuse du placenta,
hydramnios).

1° Faire le diagnostic.

Ecoulement de liquide citrin abondant, d'odeur fade, empe-
sant le linge ; écoulement continu, à moins d'engagement
profond de la tète fœtale ; écoulement indolore.

2° Traitement.

A. *Prévenir l'accouchement prématuré* :

Repos au lit, immobilité,

Lavement { Laudanum...... XV gouttes,
{ Eau bouillie..... 150 grammes.

Si quelques contractions douloureuses apparaissent, injection sous-cutanée de chlorhydrate de morphine.

B. *Songer à la possibilité de présentation vicieuse.*

(La réduire le plus tôt possible).

C. *Redouter la mort du fœtus.*

D. *Eviter l'infection de l'œuf :*

Faire, deux fois par jour, des toilettes vulvaires,

Donner deux injections vaginales au permanganate de
potasse,

Mettre un pansement aseptique sur la vulve.

VIII

Hydramnios

(La quantité de liquide amniotique est supérieure à deux litres).

A. **Hydramnios aigu** (rare).

Dans les formes graves avec dyspnée et vomissements.

Ponction de l'œuf par voie vaginale (qui détermine en général l'accouchement prématuré).

B. **Hydramnios chronique.**

1° *Pendant la grossesse :*

Rechercher la syphilis, ou une maladie des reins ou du cœur ;

Songer à la possibilité de grossesse gémellaire.

Lorsque la syphilis est certaine ou possible :

Traitement antisyphilitique.

Dans le cas de néphrite ou de cardiopathie, repos au lit et régime lacté.

2° *Pendant le travail :*

Se méfier des présentations vicieuses, des procidences des membres ou du cordon.

a) Période de dilatation.

Si les contractions utérines ne sont pas efficaces et la poche des eaux constamment distendue :

Pratiquer la *rupture artificielle des membranes.* après avoir corrigé, s'il y a lieu, une présentation vicieuse, par version par manœuvres externes.

(Faire un petit orifice, modérer avec la main l'issue du liquide).

b) Période d'expulsion.

Se méfier des procidences et de l'inertie utérine.

Songer à la possibilité de grossesse gémellaire.

c) Délivrance.

Se méfier de l'inertie ; hémorragies.

3° *Aprés l'accouchement :*

a) Rechercher si le fœtus ne présente pas de malformations congénitales.

b) Soumettre la mère au traitement dicté par l'étiologie de l'hydramnios.

IX

Déchirures du Col

1° Faire le diagnostic.

Hémorragie externe, résiste aux injections chaudes ;
Utérus bien rétracté ;
Examen au spéculum.

2° Traitement prophylactique.

a) Ne pas laisser pousser la femme avant la dilatation complète.

b) Opérer avec douceur, dans les manœuvres de dilatation du col ;

c) Ne pas extraire le fœtus avant dilatation complète.
(Extraction du siège, forceps, version).

3° Traitement curatif.

a) Procédés de fortune

Application de *pinces à forci-pressure* sur les lèvres de la plaie ;

Tamponnement de la région cervico-vaginale.

b) Procédé de choix : *Suturer* la déchirure.

4° Précaution à prendre.

Pratiquer un examen sérieux des voies génitales, pour s'assurer s'il n'existe point de *déchirure de l'utérus ou du vagin.*

5° Traitement général.

Si l'hémorragie a été abondante,
Traitement général des grandes hémorragies.

X

Ruptures de l'Utérus

1° Prophylaxie.

Ne pas donner d'ergot de seigle ;
Ne pas abandonner à elle-même une présentation de l'épaule ;
Ne pas attendre trop longtemps l'expulsion dans les bassins viciés ;
Ne pas dilater le col brutalement ;
Ne pas faire de forceps avant dilatation complète ;
Ne pas faire de version si l'utérus est rétracté ;
N'introduire un instrument dans l'utérus qu'avec prudence.

2° Faire le diagnostic de rupture utérine.

a) Prodromes des ruptures spontanées.

Tétanisation de l'utérus (membranes rompues depuis longtemps' ;
Ascension de l'anneau de Bandl.

b) État.

(Début : violente douleur abdominale) ;
Syncope ou état de shock ;
Hémorragie (sang noir) ;
Si le fœtus est passé dans l'abdomen,
Au palper : fœtus très superficiel, à côté de l'utérus rétracté ;
Au toucher : perception d'une solution de continuité de la paroi utérine (segment inférieur).

3° Traitement.

A. *Comment terminer l'accouchement ?*

a) LE FŒTUS EST RESTÉ DANS LA CAVITÉ UTÉRINE.

L'extraire par les voies naturelles (forceps ou embryotomie)·

b) LE FŒTUS EST PASSÉ DANS L'ABDOMEN.

L'extraire par laparotomie.

B. *Comment réparer la lésion ?*

a) Dans les cas exceptionnels où LA RUPTURE EST INCOMPLÈTE et l'hémorragie légère, injection chaude et tamponnement à la gaze stérilisée.

b) Dans les cas habituels où LA RUPTURE EST COMPLÈTE, laparotomie immédiate :

Si la plaie est nette, s'il n'existe aucune cause d'infection, suture de la plaie ;

Si la plaie est irrégulière, s'il y a la moindre cause d'infection, hystérectomie.

C. *Comment remonter l'état général ?*

Traitement des grandes hémorragies.

XI

La Dilatation du Col utérin ne progresse pas
(RIGIDITÉ DU COL)

1o Le col est normal.

A. Se méfier tout d'abord de la possibilité d'une *présentation vicieuse* ou d'un *rétrécissement du bassin*.

Songer aussi à la *rupture prématurée des membranes* et au *placenta prœvia*.

Examiner soigneusement la femme et agir en conséquence

B. *Il y a inertie utérine.*

a) TRAITEMENT PATHOGÉNIQUE :

Surdistension de l'uterus par hydramnios : rompre les membranes ;

Etat de faiblesse générale : toniques : café, alcool, etc

b) TRAITEMENT SYMPTOMATIQUE :

Injections vaginales chaudes (50°) ;

Massage de la paroi abdominale.

c) TRAITEMENT PAR LE REPOS (femme fatiguée et surexcitée) :

Lavement laudanisé ou chloraté.

d) JAMAIS D'ERGOT DE SEIGLE.

2o Le col est dévié.

Si le travail traîne en longueur, introduire la main dans le vagin, accrocher la lèvre la plus accessible du col et la ramener vers la ligne médiane, dans l'intervalle des contractions ; maintenir quelque temps le doigt dans le canal cervical.

3º **Le col présnte des lésions** : œdème, cicatrices, cancer, chancre, etc.

a) Comme dans l'inertie utérine, employer d'abord les injections chaudes et le massage.

b) *Tant que les membranes sont intactes, ne pas se presser d'intervenir*, à moins que la gravité des lésions ne soit un obstacle à la dilatation spontanée.

c) Si la femme souffre beaucoup, sans que les contractions soient efficaces : lavement laudanisé ou chloralé,

d) *Dès que l'œuf est ouvert, ne plus attendre.*

Tenter en général la DILATATION manuelle ou par le ballon ;

Recourir, dans certains cas, aux petites INCISIONS du col ;

Dans les cas graves, CÉSARIENNE vaginale ou même abdominale, si le fœtus est vivant ;

EMBRYOTOMIE, si le fœtus est mort.

XII

Que faire lorsqu'un Fibrome utérin gêne l'Accouchement ?

1º **Un fibrome du corps peut rendre moins efficaces les contractions utérines.**

a) Se méfier des présentations vicieuses.

b) A dilatation complète, terminer l'accouchement par forceps ou version.

2º **Un fibrome du segment inférieur peut empêcher l'engagement.**

a) *Tenter de repousser le fibrome vers l'abdomen.*

(Position de Trendelenburg, chloroforme, introduction de la main dans le vagin).

Si l'on réussit : extraire le fœtus :

Abaissement du pied, dans la présentation du siège ;

Version, dans les présentations céphaliques ou de l'épaule.

b) *Le fibrome ne peut être repoussé dans l'abdomen :*

UN SEUL FIBROME PÉDICULÉ : Myomectomie vaginale et extraction du fœtus par les voies naturelles ;

TUMEURS MULTIPLES INTERSTITIELLES OU SOUS-MUQUEUSES :
Opération césarienne, suivie d'hystérectomie.

c) *Fœtus mort :* Embryotomie.

3º Pendant la délivrance.

Se méfier des *hémorragies* (délivrance artificielle).

XIII
Conduite à tenir
dans les Rétrécissements du Bassin [1]

1º Faire le diagnostic.

Les *présentations vicieuses* sont plus fréquentes ; la *tête ne s'engage pas.*
Pratiquer l'examen externe du bassin : *pelvimétrie externe.*
Pratiquer l'examen interne du bassin : *toucher mensurateur :* le doigt atteint le promontoire et mesure le diamètre promonto-sous-pubien ;
Exploration manuelle de l'excavation.
Examen général : stigmates de rachitisme.

2º Conduite pendant la grossesse.

a) *Rétrécissements légers.* (Promonto-pubien minimum de 10,5 à 9 centimètres).
Expectation : l'accouchement spontané est possible.

b) *Rétrécissements moyens.* (Promonto-pubien minimum de 9 à 7 centimètres).
Provoquer l'accouchement (mauvais résultats dans les bassins généralement rétrécis) :
A 8 mois 1/2, lorsque P. pu-mi $= 9$ centimètres (biparietal du fœtus $= 8^{c/m}, 5$) ;
A 8 mois, lorsque P. pu-mi $= 8^{c/m}, 5$ (biparietal du fœtus $= 8$ centimètres), etc.

c) *Rétrécissements extrêmes.* (Promonto-pubien minimum au-dessous de 7 centimètres).
Provoquer l'avortement, si la femme ne consent pas à une opération ultérieure.

---

[1] Nous avons surtout en vue les rétrécissements rachitiques, de beaucoup les plus fréquents.

3° Conduite pendant le travail.

a) Rétrécissements légers.

La tête peut s'engager spontanément, attendre après dilatation complète ;

N'intervenir que si un incident menace la vie de la mère ou de l'enfant, ou si, après dilatation complète, la tête ne fait aucun progrès.

Forceps prudent au détroit supérieur ; ou version avec manœuvre de Champetier.

b) Rétrécissements moyens.

Si le fœtus est petit, on peut tenter le forceps ou la version ;

S'il s'agit d'un gros fœtus, symphyséotomie ou césarienne.

c) Rétrécissements extrêmes.

Césarienne (suivie de l'amputation de l'utérus, si l'on redoute une infection).

d) Dans tous les cas, si l'enfant est mort et l'accouchement spontané impossible.

Embryotomie.

XIV

Dystocie par excès de volume du Fœtus

1° Gros fœtus (dépasse 4 kilogs).

Si la tête ne s'engage pas, avoir recours au *forceps.*

Si la disproportion paraît trop grande entre la tête et le bassin (pelvimétrie et céphalométrie externes), *symphyséotomie* ou *césarienne.*

Si l'enfant est mort, *basiotripsie.*

2° Hydrocéphalie.

a) Si l'on fait le diagnostic *pendant la grossesse,* tenter le traitement antisyphilitique.

b) Pendant le travail : ne pas hésiter à sacrifier l'enfant, si l'accouchement n'est pas spontané.

PRÉSENTATION DU SOMMET : ponction du crâne, à travers un espace membraneux ; puis, si c'est nécessaire, forceps ou crânioclaste.

PRÉSENTATION DU SIÈGE : le tronc est sorti, la tête est retenue derrière ; ouvrir largement le rachis par une incision dorsale, et, par cette brèche, introduire une sonde jusque dans la cavité crânienne, l'expression abdominale évacue le liquide et fait sortir la tête.

3° Tumeur abdominale.

Si l'accouchement ne se fait pas,
Ponction de l'abdomen pour les tumeurs liquides,
Éviscération pour les tumeurs solides.

XV

Briéveté du Cordon

La briéveté du cordon peut être *naturelle :* le cordon a moins de 45 centimètres ; ou *accidentelle :* le cordon forme des circulaires autour du cou, du tronc, ou des membres.

A. Présentation céphalique.

1° La briéveté du cordon peut *empêcher la tête de progresser :* forceps.

2° Sitôt après la sortie de la tête, rechercher toujours s'il y a des *circulaires autour du cou ;* on réussit en général à les faire glisser au-dessus de la nuque ; sinon les sectionner entre deux pinces et terminer l'accouchement.

3° Lorsque l'ombilic est sorti, *si le cordon est tendu,* le sectionner entre deux pinces.

B. Présentation du siège.

1° Dès que l'ombilic apparaît à la vulve, *faire une anse au cordon ;* si l'on ne peut y parvenir, ou si l'anse remonte, sectionner le cordon entre deux pinces et terminer au plus tôt l'accouchement.

2° *Si le fœtus est à cheval sur le cordon,* dégager le cordon en le faisant glisser sur une fesse ; en cas d'échec, le sectionner entre deux pinces.

C. Complications possibles.

a) *Amputations congénitales* (circulaires des membres).

b) *Présentations vicieuses.*

c) *Rupture du cordon :* terminer l'accouchement au plus tôt. (Si le cordon est arraché à l'ombilic : pansement compressif).

d) *Décollement du placenta* (danger de mort pour le fœtus et la mère).

e) *Inversion utérine.*

f) *Asphyxie du fœtus par strangulation.*

XVI

Procidence du Cordon ombilical

A. Faire le diagnostic.

1° Avant la rupture des membranes, on peut sentir le cordon dans la poche des eaux *(procubitus)*.

2° Après la rupture des membranes, la *procidence proprement dite* est aisée à reconnaître : le cordon est dans le vagin ou à la vulve.

3° La *latérocidence* est plus difficile à diagnostiquer : le cordon est entre la présentation et la paroi pelvienne (toucher manuel).
(SIGNES DE SOUFFRANCE DU FŒTUS : Auscultation, liquide amniotique teinté de vert).

4° Coexistence possible de PROCIDENCE D'UN MEMBRE.

5° *S'assurer si le fœtus est vivant :* Auscultation, battements du cordon.

B. Conduite à tenir.

1° *Le fœtus est mort.* Sectionner le cordon, si l'on craint que le placenta ne soit tiraillé.

2° *La dilatation est incomplète et les membranes intactes.*

a) PRÉSENTATION DE L'ÉPAULE, tenter la version par manœuvres externes.

b) PRÉSENTATION DU SIÈGE, attendre.

c) PRÉSENTATION CÉPHALIQUE, chercher à réduire le procubitus : avec la main, la femme en position génu-pectorale.

3° *La dilatation est incomplète et les membranes rompues.*

a) Epaule, compléter la dilatation et version par manœuvres internes.

b) Siège, abaisser un pied.

c) Tête, chercher à reporter le cordon dans la cavité utérine : introduire la main dans le vagin, former un peloton avec le cordon et le réduire par une échancrure sciatique.

Si on échoue, compléter la dilatation (ballon, ou procédé bimanuel).

4° *La dilatation est complète : terminer sans retard l'accouchement.*

a) Epaule, version par manœuvres internes.

h) Siège, extraction rapide du siège.

c) Tête peu engagée, version par manœuvres internes.

d) Tête fortement engagée, forceps : repousser le cordon avec la main, et s'assurer qu'on ne le pince pas entre la cuiller et la tête.

XVII
Procidence des Membres

(Un membre, n'appartenant pas à la présentation, descend au devant, ou à côté d'elle).

Dans les présentations céphaliques, il peut y avoir procidence d'un ou des deux membres thoraciques, d'un ou des deux membres pelviens.

Dans les présentations du siège, d'un ou des deux membres thoraciques.

Dans les présentations de l'épaule, du membre opposé à l'épaule qui se présente, d'un ou des deux membres pelviens.

1° Faire le diagnostic.

a) De la présentation.

b) Du membre procident :
La main est plate, continue l'avant-bras en ligne droite, les doigts sont très longs, le pouce est séparé.
Le pied est à angle droit sur la jambe, il est plus épais, les orteils sont courts, saillie du talon et des malléoles.

c) Se méfier de la coexistence possible de procidence du cordon.

2o Conduite à tenir.

A. *Présentation céphalique.*

LES MEMBRANES SONT INTACTES :
Attendre.

LES MEMBRANES SONT ROMPUES ET LA DILATATION INCOMPLÈTE :
Tenter de refouler in utéro, du bout des doigts, le membre
procident, dans l'intervalle des contractions.

LA DILATATION EST COMPLÈTE ET L'ACCOUCHEMENT NE SE
FAIT PAS :
Repousser le membre procident et appliquer le forceps.
(Ne pas prendre le membre entre la tête et la cuiller).
Si la tête n'est pas engagée : version.

B. *Présentation du siège.*

La procidence d'un membre thoracique a peu d'importance.

C. *Présentation de l'épaule.*

La conduite n'est pas modifiée : version par manœuvres
internes.

XVIII

La Tête fœtale ne s'engage pas
Que Faire ?

1o Examen.

a) Faire le diagnostic de la présentation (sommet, face, front).

b) Faire le diagnostic de la position et de la variété.

c) Rechercher la cause qui empêche l'engagement :

Obstacle pelvien : tumeur, rétrécissement du bassin ;
Excès de volume de la tête fœtale ;
Placenta prœvia, brièveté du cordon.

d) Évacuer la vessie et le rectum.

2o Conduite.

A. S'il y a une *tumeur pelvienne,* tenter de la refouler dans
l'abdomen, ou de la supprimer par une intervention
chirurgicale.

B. S'il y a trop de *disproportion entre le volume de la tête fœtale et les dimensions du bassin*, césarienne.

C. *Dans les autres cas, attendre :* l'engagement peut se produire à la fin du travail.

a) Si l'intérêt de la mère ou de l'enfant exigent qu'on termine vite l'accouchement, alors que *la dilatation n'est pas complète*, ballon ou manœuvre bimanuelle.

b) Si *après la dilatation complète*, la tête ne s'engage pas,
Version par manœuvres internes sur une tête mobile ;
Forceps sur une tête fixée.

XIX
De l'Anesthésie en Obstétrique

A. « Chloroforme à la reine ».

Faire respirer à la femme quelques gouttes de chloroforme, au début de chaque douleur.
Peut être indiqué pendant la période de dilatation, si les contractions sont douloureuses et peu efficaces.

B. Chloroforme à dose chirurgicale.

Indispensable pour la césarienne ;
Utile pour le forceps, la version par manœuvres internes.
Employé au moment des crises d'éclampsie.

C. Contre-indications du chloroforme.

Employer l'*éther* chez les femmes qui ont perdu beaucoup de sang et chez celles qui présentent des menaces de syncope.

D. Autres anesthésiques.

La cocaïne, la novocaïne, la stovaïne ont été employés,
Soit en *applications locales*,
Soit en *injections intra-rachidiennes*.

XX

Indications du Forceps

A. L'accouchement spontané est impossible.

Pendant la période d'expulsion, la tête reste deux heures sans progresser.

1° *L'obstacle provient de la mère :*

a) Inertie utérine ;

b) Rétrécissement du bassin (cas légers) ;

c) Rigidité du périnée (primipares âgées) ;

2° *L'obstacle provient du fœtus :*

a) Excès de volume ;

b) Défaut de flexion du sommet ;

c) Défaut de déflexion de la face ;

d) Défaut de rotation (variétés postérieures) ;

e) Brièveté du cordon.

B. L'intérêt de la mère exige qu'on termine vite l'accouchement.

Eclampsie ; hémorragie grave ;
Tuberculose pulmonaire ; cardiopathie ; mauvais état général.

C. L'intérêt de l'enfant exige qu'on termine vite l'accouchement.

Il y a des signes de souffrance du fœtus :
(Liquide amniotique teinté de vert, auscultation).
Procidence du cordon irréductible.
Décollement prématuré du placenta.

XXI
Conditions nécessaires pour une Application de Forceps

A. Du côté de la mère.

1º *Le col doit être complètement dilaté,* ou complètement dilatable.

(Si la dilatation est incomplète, la terminer manuellement ou au ballon de Champetier).

2º *Le bassin doit être assez large,* pour qu'on puisse extraire le fœtus sans mutilation.

(Le diamètre promonto-pubien minimum doit mesurer au moins 8 centimètres).

B. Du côté de l'œuf.

3º *Les membranes doivent être rompues.*

C. Du côté du fœtus.

4º *La présentation doit être longitudinale.*
(L'application du forceps sur le siège est exceptionnelle).

5º *La présentation doit être engagée* ou tout au moins fixée.
(Dans le cas de tête mobile au détroit supérieur, la version est préférable).

6º *Le fœtus doit être vivant.*
(Si le fœtus est mort, ne pratiquer un forceps que s'il n'y a pas de difficulté ; sinon, avoir recours à la basiotripsie)·

XXII

Règles Générales
d'une Application de Forceps

A. Examen.

S'assurer qu'il faut intervenir et que les conditions nécessaires à une application de forceps sont réalisées.

Faire le diagnostic de la présentation, de la position et de
la variété.

B. Soins préliminaires.

a) Evacuer la vessie et le rectum.

b) Placer la femme en position obstétricale, sur le bord
d'un lit élevé et dur ; les cuisses écartées et fléchies, tenues
de chaque côté par un aide.

c) Raser et aseptiser la région.

d) Asepsie de l'opérateur, de son aide, du forceps.

e) Anesthésier la femme (ce n'est pas indispensable).

f) Tout préparer pour ranimer l'enfant.

C. Intervention.

1° *Introduction de la première branche.*

a) La main-guide, lubréfiée, est introduite dans le vagin,
dans la région postéro-latérale, entre la tête et les parties
maternelles, à la place où il faudra mettre la première
branche.

b) La première branche est glissée sur la main-guide.

(Eviter le pincement du col ou du cordon).

c) La branche à introduire la première est la postérieure.

(Si les deux branches doivent être symétriques, c'est la
branche gauche).

d) La branche est tenue par la main de même nom et guidée
par la main de nom contraire.

e) Confier la branche à un aide, qui la maintiendra solidement.

2° *Introduction de la deuxième branche.*

a) Introduire l'autre main, comme guide.

b) Glisser la deuxième branche sur cette main.

c) La mettre en place (manœuvre de Mme Lachapelle).

3° *Articulation des deux branches.*

Articuler, serrer la vis d'articulation ;
Serrer modérément la vis de pression ;
Fixer l'appareil de traction.

4° *Extraction.*

Tirer régulièrement, pendant les contractions utérines, sur
le palonnier, les tiges restant à un centimètre des manches.

XXIII

Des Embryotomies

Opérations qui réduisent le volume du fœtus en le muti-
lant.

A. Indications.

L'accouchement spontané est impossible.
(Rétrécissement du bassin, tumeur pelvienne, excès de
volume du fœtus, hydrocéphalie, présentation de
l'épaule, etc.)

1° *L'enfant est mort.*

2° *L'enfant est vivant, mais il souffre depuis longtemps.*

3° *L'enfant est vivant.*

a) Il s'agit d'un monstre (hydrocéphale).

b) Il s'agit d'un accouchement gémellaire, avec enclavement
des deux fœtus (sacrifier le premier).

c) Il existe un début d'infection, contre-indiquant une opération sanglante pour la mère.

d) La femme refuse catégoriquement toute opération sanglante.

B. **Conditions nécessaires.**

1° *Le bassin* doit avoir au moins 4^{cm}, 5 de promonto-pubien minimum.
(Au-dessous, la césarienne s'impose).

2° *Le col* doit être complètement dilaté ou dilatable.
(Ballon, ou manœuvres bimanuelles au besoin).

3° *Les membranes* doivent être rompues.

C. **Opération.**

1° *Perforation simple du crâne.*
(Sommet, hydrocéphalie, tête dernière).

2° *Basiotripsie.*
(Présentation céphalique, tête dernière).

3° *Embryotomie rachidienne :* décollation ou détroncation.
(Présentation de l'épaule et version impossible).

4° *Eviscération.*
(Si les autres procédés sont impraticables).

XXIV

Opération Césarienne

A. **Indications.**

1er Cas. La femme est vivante.

A. Rétrécissement du bassin.

a) Le diamètre promonto-pubien minimum est inférieur à 4^{cm}, 5 ; même si le fœtus est mort, l'accouchement est impossible par les voies naturelles.

b) Le diamètre promonto-pubien minimum est de 4^{cm}, 5 à 7 centimètres ; la césarienne est la seule opération capable de donner un enfant vivant et viable. (On peut provoquer l'avortement ou pratiquer une embryotomie).

c) Le diamètre promonto-pubien minimum est supérieur à 7 centimètres ; on peut avoir recours à la césarienne ou à la symphyséotomie. (On peut provoquer l'accouchement prématuré, ou pratiquer une embryotomie).

B. Tumeur pelvienne qu'on ne peut déplacer.

C. Cicatrice ou cancer du col.

2me *Cas. La femme est agonisante.*

Infection, intoxication, tuberculose, cardiopathie, éclampsie.
Pour avoir un enfant vivant, césarienne ou accouchement
forcé par les voies naturelles.

3me *Cas. La femme est morte.*

Toutes les fois qu'on n'est pas absolument sûr de la mort
du fœtus,
Césarienne ou accouchement forcé.

B. **Moment d'intervenir.**

1° Avant tout début de travail.

2° Au début du travail (dilatation du col = 1 franc ou 2 francs).

3° Après la dilatation complète, lorsqu'on s'est assuré que
l'accouchement spontané est impossible.

C. **Variétés d'opérations.**

1° *Hystérotomie ou césarienne conservatrice* { Abdominale. Vaginale.

2° *Hystérectomie ou césarienne mutilatrice :*

Amputation utéro-ovarique (Porro).
Hystérectomie subtotale.
Hystérectomie totale.

QUATRIÈME PARTIE

La Délivrance et les Suites de Couches

I

Conduite à tenir
au cours de la Délivrance normale

1° Immédiatement après l'expulsion de l'enfant.

a) Le doigt, recouvert d'une fine gaze stérilisée, *débarrasse la bouche de l'enfant des mucosités qui s'y trouvent.*

L'enfant pousse son premier cri.

b) L'accoucheur *porte sa main sur le fond de l'utérus*, pour s'assurer qu'il est rétracté : tumeur arrondie, dure, remontant à deux centimètres au-dessous de l'ombilic (globe de sûreté).

(Mesurer la hauteur du fond de l'ombilic au-dessus de la symphyse).

c) Attendre que les battements funiculaires aient disparu pour *sectionner le cordon.*

d) *S'occuper du nouveau-né.*

e) Faire la *toilette des organes génitaux externes de la femme,*

Examiner le périnée,

Mettre la femme sur un drap plié propre.

f) *Prendre le pouls ;*

Surveiller le faciès ;

S'assurer de la persistance du globe de sûreté.

2° Décollement du placenta.

a) *Attendre.*

Ne pas tirer sur le cordon.

(Dix à trente minutes après l'expulsion du fœtus, les contractions utérines réapparaissent, parfois petites pertes de sang).

b) Si, une demi heure après l'expulsion du fœtus, les contractions n'ont pas apparu ou sont peu énergiques, donner une *injection vaginale* d'eau bouillie à 50° ; et *masser le fond de l'utérus,* à travers la paroi abdominale.

3º Le placenta décollé occupe le segment inférieur.

a) Palper : *Ascension du fond de l'utérus*, au-dessus de l'ombilic.
(Mensuration : Ascension du fond de l'utérus de 3 à 5 centimètres).

b) *Attendre :* Les contractions utérines suffisent, en général, à chasser le délivre dans le vagin.

c) S'il survient une hémorragie, ou si le placenta ne descend pas, exciter les contractions utérines, par une injection vaginale très chaude ; *tenter prudemment l'extraction simple, dans l'intervalle des contractions :* une main à plat sur l'abdomen corrige l'antéversion utérine, l'autre main tire légèrement sur le cordon le plus en bas possible, on ordonne à la femme de pousser.

4º Le placenta est dans le vagin.

a) Palper : *Le fond de l'utérus redescend au-dessous de l'ombilic.*

b) Toucher : Le doigt, remontant le cordon, atteint vite le placenta.

c) Tantôt les contractions abdominales et vaginales expulsent le délivre.

d) Dans les autres cas, *pratiquer l'extraction vaginale, dans l'intervalle des contractions,* comme pour le cas précédent.
Tirer d'abord en bas, puis en avant, enfin en haut.

5º Le placenta apparaît à la vulve.

Placer une main, disposée en cupule, au niveau de la fourchette, pour *recevoir le placenta ;*
Laisser les membranes sortir en bavant ;
L'autre main *corrige l'antéversion utérine.*

6º Aussitôt après la délivrance.

Palper le fond de l'utérus : *Rechercher le globe de sûreté.*
Le masser, s'il n'est pas très dur.
Laver les organes génitaux externes.
Donner une *injection vaginale* très chaude.
(Réparer le périnée).
Mettre sur la vulve un *pansement aseptique* maintenu par un bandage en **T**.

Rapprocher les cuisses de la femme.

La mettre sur un drap d'alèze propre.

Laisser la femme *étendue sur le dos* et bien à plat (pas d'oreiller).

Surveiller, pendant une heure au moins, le pouls et l'état de l'utérus.

7° Examen de l'arrière-faix.

Le placenta est-il intact ?

Les membranes sont-elles intactes ?

N'y aurait-il pas de cotylédon accessoire ?

Le placenta est-il pathologique ?

II

Soins à donner à la Mère après l'Accouchement

A. Le premier jour.

Position. Décubitus dorsal.

Alimentation. Liquides.

Mictions. Si, vingt-quatre heures après l'accouchement, la femme ne peut uriner seule, la sonder, en prenant toutes les précautions aseptiques.

Allaitement. Essayer, au moins une fois, de faire prendre le sein à l'enfant.

Soins antiseptiques. Deux lavages vulvaires savonneux.

(Suivis d'injections vaginales, si la femme perd un peu de sang ou si elle avait de la leucorrhée pendant la grossesse).

Pansement aseptique sur la vulve.

Précautions indispensables. Noter, matin et soir, la TEMPÉ-RATURE et le POULS.

B. Les jours suivants.

Position. Séjour au lit ; peu de mouvements.

Alimentation. Substantielle.

Mictions. S'abstenir, autant que possible, du cathétérisme.

Garde-robes. Le troisième jour, s'il n'y a pas eu de selle, donner un purgatif léger (huile de ricin) ; assurer l'évacuation quotidienne de l'intestin par des lavements.

Allaitement. Mettre l'enfant au sein toutes les deux heures.

Soins antiseptiques. Toilette des organes génitaux externes, matin et soir, et chaque fois que la femme a uriné ou a été à la selle.

Examen. Noter, matin et soir, la TEMPÉRATURE, le POULS.

La HAUTEUR DE L'UTÉRUS au-dessus de la symphyse.

L'ÉTAT DES LOCHIES.

C. A quel moment la femme peut-elle se lever ?

Lorsqu'elle ne perd plus et lorsque l'utérus est redevenu organe pelvien (pas avant le douzième jour).

Si l'accouchement ou les suites de couches ont présenté quelque anomalie,

Attendre la guérison complète.

D. Se méfier constamment de la possibilité d'une infection puerpérale, et la traiter immédiatement.

III
Déchirures du Périnée

1° Traitement préventif.

Diriger le dégagement du fœtus :

Dégager le sommet suivant les diamètres sous-occipitaux,

Empêcher la sortie du front au moment d'une contraction utérine ;

Dégager la face par les diamètres sous-mentaux ;

Dégager les épaules l'une après l'autre ;

Pratiquer avec prudence la manœuvre de Mauriceau et le forceps ;

Ne pas laisser se dégager en occipito-sacrée une tête volumineuse.

2° Traitement curatif.

v) APRÈS LA SORTIE DU FŒTUS, EXAMINER LES ORGANES GÉNITAUX.

(Dans la position obstétricale, si l'on constate des lésions).

b) RÉPARER IMMÉDIATEMENT LA DÉCHIRURE, si la femme est anesthésie ;

Suture après la délivrance dans les autres cas.

A. *Déchirures incomplètes : n'intéressant que le périnée antérieur.*

a) DÉCHIRURE SUPERFICIELLE : LA PEAU EST SEULE DÉCHIRÉE.

Mettre un ou deux points au crin de Florence.

b) DÉCHIRURE PROFONDE : LA PEAU ET LES MUSCLES SONT DÉCHIRÉS.

(Anesthésie générale ou locale) (antisepsie).

Passer plusieurs crins de Florence, dans l'épaisseur du corps périnéal, avec une aiguille à forte courbure ;

Affronter la peau, au moyen de quelques crins superficiels.

c) LA MUQUEUSE VAGINALE EST INTÉRESSÉE.

La réparer avant le périnée, au catgut, en points séparés ou en surjet, au moyen de l'aiguille courbe.

d) CONDUITE ULTÉRIEURE.

Pansement aseptique ;

Rapprocher les jambes de la femme au moyen d'une serviette nouée à la hauteur des genoux ;

Les jours suivants, minutieuses précautions d'asepsie ;

Oter les crins le neuvième jour ; le catgut se résorbe.

B. *Déchirures complètes : intéressant le périnée antérieur et l'anus.*

a) L'INTERVENTION, beaucoup plus délicate, comprend la suture du rectum, la suture du vagin et la suture du périnée.

b) CONSTIPER LA MALADE pendant une semaine.

(Deux centigrammes d'extrait thébaïque chaque jour).

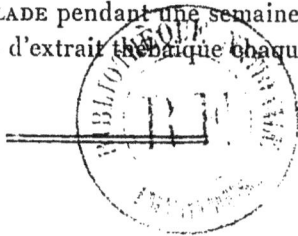

IV
Diagnostic des Hémorragies
de la Délivrance

1º Il y a hémorragie.

a) Hémorragie externe : La femme perd plus d'un demi litre de sang.

b) Hémorragie interne :

Face pâle, lèvres décolorées, extrémités froides ;
Pouls petit, rapide ;
Utérus volumineux et mou.

2º D'où vient l'hémorragie ?

Hémorragies non utérines : Existence du globe de sûreté.

a) D'UNE DÉCHIRURE VULVO-PÉRINÉALE. (Inspection).

b) D'UNE DÉCHIRURE DU VAGIN OU DU COL. (Toucher, spéculum).

c) DE LA RUPTURE D'UN TROMBUS VULVO-VAGINAL.

Hémorragies utérines.

d) Songer à la possibilié de RUPTURE UTÉRINE, D'INVERSION UTÉRINE.

e) L'hémorragie du SEGMENT INFÉRIEUR (placenta prœvia), est souvent rebelle (peu contractile).

f) Les redouter surtout chez les ALBUMINURIQUES, les CARDIAQUES, les femmes épuisées par un LONG TRAVAIL, celles dont l'utérus a été surdistendu, celles qui ont été anesthésiées.

3º A quel moment se produit l'hémorragie ?

a) Le placenta est partiellement décollé. (Adhérences).

b) Le placenta est complètement décollé, mais reste dans l'utérus (inertie utérine ; enchâtonnement du placenta).

c) Le placenta est dans le vagin ou à l'extérieur (inertie utérine ; rétention des membranes, rétention partielle du placenta).

L'hémorragie peut se produire tout de suite après la délivrance, ou plusieurs heures après.

V

Conduite à tenir dans les Hémorragies de la Délivrance

A. Faire le diagnostic du siège et de la cause de l'hémorragie.

B. Traitement des hémorragies non utérines.

(Voir les questions IV, V et IX de la 3me partie).

C. Traitement des hémorragies utérines.

1° *Traitement local.*

a) HÉMORRAGIE PEU ABONDANTE.

Injection vaginale chaude et massage de l'utérus.

b) HÉMORRAGIE ABONDANTE ; L'ARRIÈRE - FAIX EST DANS L'UTÉRUS.

Délivrance artificielle, laisser la main dans l'utérus, jusqu'à ce qu'il soit bien rétracté.

c) HÉMORRAGIE ABONDANTE ; LA DÉLIVRANCE EST FAITE.

Introduire la main dans l'utérus, le débarrasser de tout débris de membranes ou de placenta, des caillots qu'il contient.

2° *L'utérus vidé, l'hémorragie persiste.*

a) INJECTION INTRA-UTÉRINE à 50° d'eau bouillie (8 à 10 litres) ; massage de l'utérus.

b) TAMPONNEMENT INTRA-UTÉRIN : Bourrer l'utérus avec une longue bande de gaze stérilisée ; puis bourrer le vagin ; au bout de douze heures, retirer le tampon et donner une injection intra-utérine.

3° *Traitement général des grandes hémorragies.*

4° *Traitement ultérieur.*

Surveiller spécialement la femme, au point de vue de l'infection.

VI
Délivrance artificielle

A. Indications.

1° Hémorragie au cours de la délivrance.

2° Rétention placentaire (spasme utérin, ou adhérences).

3° Infection amniotique.

B. Technique.

1° En cas d'hémorragie grave, faire *comprimer l'aorte.*

2° *Asepsie des mains* et des avant-bras de l'opérateur.

3° La femme est mise en *position obstétricale.*

4° *Anesthésie* dans les cas de rétraction utérine.
(A l'éther, chez les femmes qui ont beaucoup perdu de sang).

5° *Asepsie de la femme :* Savonnage des organes génitaux externes, injection vaginale antiseptique, champ stérilisé sur la paroi abdominale.

6° *Introduction de la main droite dans l'utérus :*

La main droite, enduite sur sa face externe de vaseline stérilisée, est introduite dans les organes génitaux, les doigts rapprochés les uns des autres ; la main gauche déprime le fond de l'utérus ; la main droite suit le cordon, franchit le col, l'anneau de Bandl et va au fond de l'utérus.

7° *Décollement du placenta,* avec l'extrémité des doigts.

8° *Extraction du placenta,* à l'extérieur.

9° *Examen du placenta* et des membranes : s'il existe le moindre doute sur l'intégrité de l'arrière-faix, réintroduire la main dans l'utérus et extraire les débris.

10° *Injection intra-utérine.*

C. Soins ultérieurs.

Surveiller la femme, au point de vue de l'infection.

VII
Inertie utérine

A. **Pendant le travail.**

(Les contractions sont rares et sans effet).

a) Eliminer les autres causes de dystocie (présentation vicieuse, rétrécissement du bassin, etc.).

b) Injections vaginales chaudes et massage du fond de l'utérus.

c) Pendant la période de dilatation, ballon ou manœuvre bimanuelle.

d) Pendant la période d'expulsion, extraire le fœtus (forceps, version'.

B. **Pendant la délivrance.**

a) *L'utérus est volumineux et mou.*
Injections vaginales chaudes et massage du fond de l'utérus.

b) *La femme perd du sang.*
Injection intra-utérine d'eau bouillie à 59' (6 à 10 litres'.

c) *L'hémorragie est très abondante.*
Délivrance artificielle.

C. **Après la délivrance.**

a) Injections vaginales et massage.

b) Injection intra-utérine.

c) Introduire la main dans l'utérus, explorer toute la cavité utérine, extraire les débris de placenta, de membranes, les caillots qui s'y trouvent ;
Puis donner une injection intra-utérine antiseptique à 50' ;

TRAITEMENT GÉNÉRAL DES GRANDES HÉMORRAGIES.

VIII

Rétention des Membranes après l'Accouchement

A. Examen.

Tout de suite après la délivrance, examiner l'arrière-faix ;

Les membranes sont intactes, si l'on peut reconnaître l'œuf entier, ne présentant qu'un orifice, par où est passé le fœtus ;

Si l'œuf est déchiré longitudinalement, on mesure les membranes, en allant du bord du placenta à l'orifice de l'œuf (longueur normale : environ cinquante centimètres).

B. Traitement préventif.

a) Ne pas tenter d'extraire brutalement le placenta (traction sur le cordon ; expression utérine).

b) Pratiquer l'extraction simple, dans l'intervalle des contractions utérines, en corrigeant l'antéversion de l'utérus.

c) Recueillir le placenta à la vulve et laisser sortir les membranes en bavant.

C. Traitement curatif.

1er Cas. Le placenta est à la vulve et les membranes ne sortent pas.

a) Corriger l'antéversion utérine, ordonner à la femme de pousser dans l'intervalle des contractions.

b) Faire exécuter au placenta un mouvement de torsion, de manière à transformer les membranes en corde, et exercer de légères tractions en bas.

2me Cas. L'arrière-faix a été expulsé, les membranes sont incomplètes.

a) Certains accoucheurs admettent qu'on peut abandonner in-utéro des débris de membranes, si l'on est sûr de l'asepsie des voies génitales ; ils se contentent de donner des injections et de surveiller attentivement la femme.

b) Il vaut mieux PRATIQUER L'EXTRACTION IMMÉDIATE, qui s'impose dans les cas de rétention d'un lambeau étendu ou surtout de la totalité des membranes. (Curage manuel ; écouvillonnage).

D. Traitement ultérieur.

Se méfier particulièrement de la possibilité d'une infection et la traiter au début.

IX

Rétention d'une partie du Placenta après l'Accouchement

A. Examen.

Tout de suite après la délivrance, examiner l'arrière-faix ;

La face utérine du placenta doit être lisse, sans éraillure ;

Se méfier des COTYLÉDONS ACCESSOIRES : Aspect dépoli d'une zone des membranes, vaisseaux allant du placenta à cette zone.

B. Traitement préventif.

a) Ne pas tenter d'extraire brutalement le placenta (traction sur le cordon, expression utérine).

b) Pratiquer l'extraction simple, dans l'intervalle des contractions, en corrigeant l'antéversion utérine.

C. Traitement curatif.

a) Toutes les fois qu'il reste le moindre débris de placenta in-utéro, il faut l'extraire immédiatement par *curage manuel.*

b) Si l'on n'est pas absolument certain d'avoir enlevé tous les débris, introduire un gros *écouvillon* et lui imprimer des mouvements de rotation et de torsion.

c) Donner ensuite une *injection intra-utérine* à 50° (8 à 10 litres d'eau iodée à 3 p. 1.000).

D. **Traitement des complications.**

a) Complication immédiate : l'hémorragie.

b) Complications tardives
             L'INFECTION.
             L'endométrite hémorragique.
             (Les polypes placentaires).
             (Le déciduome malin).

X

Rétention de la totalité du Placenta après l'Accouchement

A. **Examen.**

1o *Il y a rétention du placenta in-utéro.*

Trente minutes après l'expulsion du fœtus,

a) LE PALPER n'a pas constaté l'ascension, puis la descente du fond de l'utérus ;

b) LE TOUCHER fait constater l'absence du placenta dans le vagin.

2o *Quelle est la cause de la rétention du placenta ?*

a) ANTÉFLEXION UTÉRINE.

b) INERTIE UTÉRINE. Au palper, au lieu du globe de sûreté, on perçoit une masse molle, difficile à délimiter.

c) ETAT SPASMODIQUE DE L'UTÉRUS.
(Contracture de l'anneau de Bandl, ou enchâtonnement du placenta).

d) ADHÉRENCE ANORMALE DE L'ARRIÈRE-FAIX.

3o *Y a-t-il hémorragie interne ou externe ?*

B. **Traitement préventif.**

a) DE L'INERTIE. Ne pas extraire le fœtus trop rapidement.

c) DU SPASME. Ne pas tirer sur le cordon.
Ne pas donner d'ergot de seigle, tant qu'il reste quelque chose dans l'utérus.

C. **Traitement proprement dit.**

1ᵉʳ Cas. Il y a hémorragie.

Intervenir rapidement.

2ᵐᵉ Cas. Il n'y a pas d'hémorragie.

a) Antéflexion. Tenter prudemment l'extraction simple, en corrigeant la déviation utérine par la main abdominale.

b) Inertie. Masser le fond de l'utérus et donner une injection intra-utérine à 48°.

c) Spasme. Laisser la femme au repos et lui administrer :
Soit 2 centigrammes de morphine en injection sous-cutanée,
Soit 4 à 6 grammes de chloral en lavement.

3ᵐᵉ Cas. Si au bout de deux heures, l'expulsion du placenta ne se fait pas.
Pratiquer la délivrance artificielle.
Au besoin sous chloroforme.

XI

Inversion Utérine

A. **Traitement préventif.**

Pas de traction sur le cordon pendant la délivrance ;
Pas d'expression utérine brutale.

B. **Traitement curatif et immédiat.**

1º *Le placenta est expulsé.*
Réduire l'inversion.

2º *Le placenta est partiellement décollé.*

Extraire le placenta, puis réduire l'inversion.

3º *Le placenta est complètement adhérent.*

a) Inversion incomplète.
Réduire l'inversion, masser l'utérus, puis extraire le placenta.

b) Inversion complète.
Extraire d'abord le placenta, puis réduire l'inversion.

C. Technique de la réduction.

Introduire la main dans le vagin et exercer des pressions sur la partie retournée ; laisser la main dans l'utérus ; donner une injection intra-utérine à 50° ; masser le fond de l'utérus ; ne retirer que lorsque l'utérus s'est fortement rétracté.

(On peut parfois employer le ballon).

D. Traitement général.

Traiter l'hémorragie et l'état de shock.

E. Traitement d'une inversion chronique.

Hystérectomie.

XII

Diagnostic de l'Infection puerpérale

A. Diagnostic positif.

1° *Commémoratifs.*

a) AFFECTION GÉNITALE ANTÉRIEURE. Vulvo-vaginite, métrite, etc.

b) ANOMALIE AU COURS DE L'ACCOUCHEMENT.

Durée anormale du travail, nombreux touchers, intervention ;

Rupture prématurée des membranes, mort du fœtus, infection de l'œuf, etc.

c) MAUVAISE DÉLIVRANCE. Rétention de membranes ou de placenta, intervention.

d) MAUVAIS ÉTAT GÉNÉRAL. Hémorragie, albuminurie, affection chronique.

) MAUVAIS ÉTAT LOCAL. Déchirure du périnée, du vagin, du col.

2° *Examen général.*

a) TEMPÉRATURE. Dépasse 38° (frisson), (le troisième jour).

b) POULS. Dépasse 80 pulsations.

c) Montée laiteuse se fait mal.

d) Langue saburrale. Malaise. Céphalée, etc.

3. *Examen local.*

a) Utérus, douloureux, surtout dans ses parties latérales ;
Volumineux, l'involution se fait mal.
(Normalement le fond de l'utérus s'abaisse d'un centimètre
  par jour et disparaît derrière la symphyse pubienne le
  douzième jour.

b) Lochies, fétides, purulentes. (Parfois rétention).

c) Plaies vulvo-périnéales, grisâtres.

d) Col utérin, béant, perméable.

B. Diagnostic différentiel.

Eliminer :

1° *Les infections mammaires :* Lymphangite, galactophorite.

2° *La stercorémie* (constipation opiniâtre).

3° *Les maladies générales* intercurrentes.
En cas de doute, agir comme s'il existait une infection
  puerpérale.

C. Diagnostic de la variété.

1° *Infections localisées.*

a) Echarres vulvo-vaginales.

b) Métrites.

c) Annexites.

d) Phlegmons pelviens.

e) Péritonites.

f) Phlegmatia alba dolens.

2° *Infections généralisées.*

a) Septicémie.

b) Pyohémie.

XIII

Prophylaxie de l'Infection puerpérale

Application des règles de l'antisepsie aux femmes enceintes, parturientes, ou accouchées.

A. **Pendant la grossesse.**

Bains généraux.

Pendant le dernier mois : toilettes vulvaires et injections vaginales, matin et soir.

Traiter les affections des voies génitales.

B. **Pendant le travail.**

(Voir questions I et IV de la deuxième partie)

Antisepsie des voies génitales.

Toucher rarement et aseptiquement (toujours à découvert).

C. **Aprés la délivrance.**

a) Toilette vulvaire et injection vaginale.

b) Quand faut-il donner une injection intra-utérine ?

Toutes les fois qu'on n'est pas certain de l'asepsie des voies génitales :

Travail long et difficile, ayant nécessité de nombreux touchers ;

Rupture prématurée des membranes, écoulement de méconium ;

Intervention ayant obligé à introduire la main dans les voies génitales ;

Mort du fœtus, infection de l'œuf, etc.

D. **Pendant les suites de couches.**

(Voir question II : *Soins à donner à la mère après l'accouchement*)

Toute infectée doit être rigoureusement isolée.

XIV

Traitement général de l'Infection puerpérale

1º **Désintoxiquer l'organisme.**

a) Evacuer l'intestin { Purgatif au début.
{ Lavage d'intestin quotidien.

b) Favoriser l'élimination urinaire { Régime lacté dans les formes graves ; coupé de tisanes ou d'eau minérale.

2º **Soutenir les forces de la malade**

a) ALIMENTATION LÉGÈRE ET SUBSTANTIELLE { Lait, bouillon de céréales, œufs, jus de viande.

b) STIMULANTS { Alcool (champagne, cognac, potion de Todd), café, thé.

3º **Traitement médicamenteux.**

a) Injections sous-cutanées de *sérum artificiel.*

Deux injections de 250 grammes chaque jour ,tonique et diurétique).

b) Injections intra-musculaires ou mieux intra-veineuses de colloïdaux : 10 à 20 centimètres cubes d'*électrargol* par jour.

c) Injections de *nucléinate de soude* (favorisent la leuco-cytose).

d) Toni-cardiaques { Injections d'éther, de caféine, de spartéine, de strychnine, d'huile camphrée.
{ Potion à la digitale.

e) Antipyrétiques : Quinine, 0 gr. 50 en suppositoire, matin et soir.

4º **Traitement spécifique.**

Injections de *sérum anti strepto-coccique* (sans résultat).

5º **Traitement par les agents physiques.**

a) *Hydrothérapie* } Bains progressivement refroidis.
Enveloppements dans le drap mouillé.

b) *Abcès de fixation* { Injection sous-cutanée d'un centimètre cube de térébenthine.

N. B. — Nous avons indiqué toute une gamme de moyens à employer, parmi lesquels il faut forcément faire un choix.

Toute infectée doit être rigoureusement isolée.

Une infectée peut nourrir son enfant, tant que l'état général est bon.

XV

Traitement local de l'Infection puerpérale

A. **Infection localisée à la vulve et au vagin.**

(Plaies grisâtres, pseudo-membraneuses).

Si la malade a subi une périnéoraphie, *enlever les points de suture.*

Savonner la région, l'irriguer ; donner des *injections vaginales* au permanganate, au lusoforme, ou au sublimé.

Laver les plaies à l'eau oxygénée pure ; les *cautériser* à la teinture d'iode.

Si les fausses membranes se reproduisent rapidement,

Curettage ou thermocautérisation, sous anesthésie générale.

B. **Métrite puerpérale.**

1º *Début.*

a) LES LOCHIES S'ÉCOULENT MAL OU SONT FÉTIDES, LA TEMPÉRATURE EST AU-DESSOUS DE 38º.

Injection vaginale à double courant d'une solution antiseptique à 50º (sublimé à 1 p. 4.000).

b) LA TEMPÉRATURE S'ÉLÈVE AU-DESSUS DE 38º ET PARAIT AVOIR UNE CAUSE UTÉRINE.

a. Si l'on n'est pas certain de la vacuité de l'utérus (débris placentaires, membranes), *curage digital.*

b. Si l'on est certain de la vacuité de l'utérus, *injection intra-utérine.*

2⁰ *Etat.*

a) Si l'on a pratiqué le *curage digital,* le faire suivre d'une injection intra-utérine, et donner des injections intra-utérines matin et soir jusqu'à disparition de la fièvre : l'involution utérine se fait, le col se referme et on ne peut plus introduire la canule.

b) Si l'on a donné une *injection intra-utérine* et si la fièvre ne reparaît plus, s'arrêter.

c) Si, après deux injections intra-utérines, la fièvre persiste, faire un *curage digital,* suivi d'un *écouvillonnage* à la teinture d'iode.

d) Dans les formes graves, discuter l'opportunité de l'*hysté-rectomie.*

C. **Paramétrite, Salpingite.**

Glace sur le ventre.

Grands lavages rectaux, matin et soir.

Si le pus se collecte, *incision* vaginale ou abdominale.

XVI

Technique de l'Injection intra-utérine post-partum

A. Préparatifs.

1º *Le Matériel.*

Le BOCK A INJECTION, flambé, est installé à 0ᵐ,50 au-dessus du siège de la malade ;

Un tuyau de caoutchouc de deux mètres de long, bouilli, lui est adapté ;

Dans une poissonnière, on a fait bouillir une sonde vaginale et une SONDE INTRA-UTÉRINE (canule en verre de Budin) ;

On dispose d'un récipient flambé, contenant 5 LITRES D'EAU BOUILLIE, FROIDE et d'un autre récipient contenant 5 LITRES D'EAU STÉRILISÉE BOUILLANTE ;

On a une solution mère d'IODE à 30 grammes p. 1.000 (pour 10 litres d'eau), ou dix paquets de SUBLIMÉ à 0 gr. 25.

(L'iode est préférable, mais ne peut pas être trop longtemps répété).

2º *L'Opérateur.*

L'accoucheur, les manches relevées au-dessus du coude, s'aseptise minutieusement LES MAINS ; il est très avantageux de se servir de GANTS en caoutchouc mince.

3º *La Malade.*

La VESSIE et le RECTUM sont évacués ;

La femme est mise en POSITION OBSTÉTRICALE, en travers du lit, sur une pièce de tissu imperméable, qui plonge dans un grand baquet ;

Les ORGANES GÉNITAUX EXTERNES sont savonnés et irrigués ;

Le VAGIN est savonné et reçoit une bonne injection antiseptique.

B. Mode Opératoire.

L'accoucheur, après avoir de nouveau désinfecté ses mains, adapte la canule intra-utérine au caoutchouc ;

Il fait verser de l'eau bouillie dans le bock et CHASSE L'AIR DE LA SONDE, en en laissant couler un peu ;

L'INDEX ET LE MÉDIUS DE LA MAIN DROITE, enduits d'un savon antiseptique, s'introduisent dans le vagin et vont à la recherche du col utérin ;

LA CANULE, tenue par la main gauche, est glissée sur ces deux doigts et introduite dans le col ;

Un aide appuie sur la paroi abdominale pour CORRIGER L'ANTÉVERSION UTÉRINE ;

On fait pénétrer la canule jusqu'au fond de l'utérus, en ABAISSANT FORTEMENT LA MAIN GAUCHE ;

La main gauche abandonne la sonde à la main droite et va déprimer le fond de l'utérus à travers la paroi abdominale, elle sent l'extrémité de la sonde ;

Alors seulement, on fait verser de l'iode dans le bock (qui auparavant aurait rétracté les tissus et rendu l'introduction de la canule très difficile) ;

On fait ainsi passer 8 à 10 LITRES DE SOLUTION dans la cavité utérine ;

Retirer la sonde, lorsqu'il reste encore un litre de solution, de manière à laver le segment inférieur, le vagin et le périnée ;

Ne pas laisser de liquide dans les voies génitales et mettre sur la vulve un pansement aseptique.

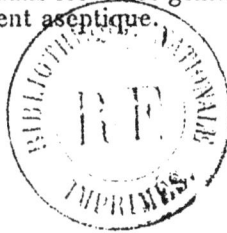

TABLE DES MATIÈRES

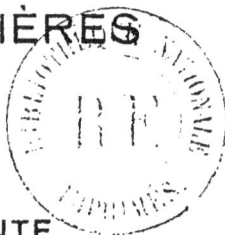

PREMIÈRE PARTIE
LA FEMME ENCEINTE

DEUXIÈME PARTIE

L'ACCOUCHEMENT NORMAL

TROISIÈME PARTIE

ACCOUCHEMENTS ANORMAUX

QUATRIÈME PARTIE

LA DÉLIVRANCE ET LES SUITES DE COUCHES

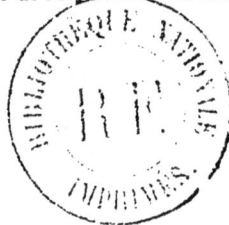

ERRATA

Page 12, lignes 18 et 20,

AU LIEU DE : Ouverture abdominale,
Ouverture intestinale,

LISEZ : Fistule abdominale,
Fistule intestinale.

Page 15, ligne 18,

AJOUTEZ : Col entr'ouvert.

Page 19, ligne 20,

AJOUTEZ : *f)* Avortement.
g) Insertion basse du placenta.

Page 37, ligne 24 : O I G,

AU LIEU DE : Front accessible à gauche,

LISEZ : Front accessible à droite.

www.ingramcontent.com/pod-product-compliance
Lightning Source LLC
Chambersburg PA
CBHW071156200326
41519CB00018B/5247